Julio Cesar Romero Ramos
Wendy Johana Hernández Bedoya
Cristian Andrés Ramírez Hernández

Sobrecarga del cuidador informal en paciente con enfermedades crónicas

Julio Cesar Romero Ramos
Wendy Johana Hernández Bedoya
Cristian Andrés Ramírez Hernández

Sobrecarga del cuidador informal en paciente con enfermedades crónicas

en un prestador primario de salud, Montería - Córdoba, 2023

Editorial Académica Española

Imprint

Any brand names and product names mentioned in this book are subject to trademark, brand or patent protection and are trademarks or registered trademarks of their respective holders. The use of brand names, product names, common names, trade names, product descriptions etc. even without a particular marking in this work is in no way to be construed to mean that such names may be regarded as unrestricted in respect of trademark and brand protection legislation and could thus be used by anyone.

Cover image: www.ingimage.com

Publisher:
Editorial Académica Española
is a trademark of
Dodo Books Indian Ocean Ltd. and OmniScriptum S.R.L publishing group

120 High Road, East Finchley, London, N2 9ED, United Kingdom
Str. Armeneasca 28/1, office 1, Chisinau MD-2012, Republic of Moldova, Europe
Printed at: see last page
ISBN: 978-613-9-43403-9

Sobrecarga del cuidador informal en paciente con enfermedades crónicas, en un prestador primario de salud, Montería - Córdoba, 2023.

Overload of the informal caregiver in patients with chronic diseases, in a primary health provider, Monteria - Córdoba, 2023.

Julio Cesar Romero Ramos [1*]

Magister en Enfermería - Universidad de Cartagena

Docente Universidad del Sinú Elías Bechara Zainum

julioromero@unisinu.edu.co

Wendy Johana Hernández Bedoya [2]**

Enfermera Universidad del Sinú Elías Bechara Zainum

wendyjhernandez1@unisinu.edu.co

Montería. Córdoba. Colombia

Cristian Andrés Ramírez Hernández [3*]**

Enfermero Universidad del Sinú Elías Bechara Zainum

cristianramirez@unisinu.edu.co

Montería. Córdoba. Colombia

TABLA DE CONTENIDO

LISTA DE TABLAS

LISTA DE ANEXOS

RESUMEN

Introducción: Durante los últimos años, con el progreso de la sociedad en todos los ámbitos, se ha presentado un aumento de la esperanza de vida, y esto se ha acompañado de un cambio en las principales causas de muerte y un aumento de la prevalencia de ciertas patologías (enfermedades crónicas y discapacidades físicas y/o psíquicas), que condicionan cierto grado de dependencia, siendo los adultos mayores el grupo de la población más afectada.

Objetivos: Identificar la sobrecarga del cuidador informal en paciente con enfermedades crónicas en un prestador primario de salud, Montería - Córdoba, 2023 - 2.

Metodología: Estudio cuantitativo. Contó con una muestra de 120 participantes, que corresponde a la muestra significativa del total de la población. Previo consentimiento informado, se identificaron las características sociodemográficas y la sobrecarga del cuidador informal de pacientes con enfermedades crónicas. "Escala de sobrecarga del cuidador de Zarit (Caregiver Burde Interview)". El análisis estadístico descriptivo permitió representar los datos en frecuencias y porcentajes.

Resultados: Participaron 120 cuidadores informales: 77% mujeres y 23% hombres. El 69% era de áreas urbanas, el 31% de zonas rurales. Educación bachillerato 48.2% o técnica/superior (32.5%). Estado civil: solteros 36.6%, casados 31.8%, unión libre 26.6%. Amas de casa 42.5%, trabajadores independientes 27.5%, empleados 22.5%. Estrato I (80%), estrato II 20%. Cuidares hijos (58.3%) Esposo / a 15%. Horas al cuidado de 6-12 horas 52.5%. de 12 – 18 horas 25.8%. a nivel global de la sobrecarga del cuidador informal, es ausencia de sobrecarga con el 66%, seguido sobrecarga ligera con el 19%, y un 15% sobrecarga intensa.

Conclusión: Los resultados permitieron cumplir los objetivos de estudio e identificar una correlación positiva entre las competencias del cuidar y la sobrecarga del cuidador informal, que se puede interpretar "a mayores competencias del cuidar menor el nivel de sobrecarga". Estos hallazgos evidencian que el cuidador informal y prestador primario de salud tiene diversas competencias, además habilidades para ejercer de forma óptima sus roles de cuidadores y prestadores de servicios de salud y por ende tener la capacidad de afrontar situaciones de sobrecarga.

La dependencia funcional del paciente crónico en su cuidador se estableció mediante el número de horas que emplea el cuidador informal a su cuidado donde existe relación una dependencia funcional del 79%.

Palabras claves: Carga, Sobrecarga, Cuidador informal, Enfermedades crónicas, Dependencia funcional (Fuente: DsSc)

ABSTRACT

Introduction: During recent years, with the progress of society in all areas, there has been an increase in life expectancy, and this has been accompanied by a change in the main causes of death and an increase in the prevalence of certain pathologies (chronic diseases and physical and/or mental disabilities), which condition a certain degree of dependency, with older adults being the most affected group of the population.

Objectives: Identify the overload of the informal caregiver in patients with chronic diseases in a primary health provider, Monteria - Córdoba, 2023 - 2.

Methodology: Quantitative study. It had a sample of 120 participants, which corresponds to the significant sample of the total population. After informed consent, the sociodemographic characteristics and burden of the informal caregiver of patients with chronic diseases are identified. "Zarit Caregiver Burde Scale (Caregiver Burde Interview)." The descriptive statistical analysis allowed the data to be represented in frequencies and percentages.

Results: 120 informal caregivers participated: 77% women and 23% men. 69% were from urban areas, 31% from rural areas. High school education 48.2% or technical/higher education (32.5%). Marital status: single 36.6%, married 31.8%, common law 26.6%. Housewives 42.5%, independent workers 27.5%, employees 22.5%. Stratum I (80%), stratum II 20%. Caring for children (58.3%) Spouse 15%. Hours of care 6-12 hours 52.5%. from 12 – 18 hours 25.8%. At the global level of overload of the informal caregiver, it is absence of overload with 66%, followed by light overload with 19%, and 15% of intense overload.

Conclusion: The results allowed us to meet the study objectives and identify a positive evaluation between the core competencies and the overload of the informal caregiver, which can be interpreted "the greater the core competencies, the lower the level of overload." These findings show that the informal caregiver and primary health provider has various competencies, as well as skills to optimally exercise their roles as caregivers and health service providers and therefore have the ability to face overload situations.

The functional dependence of the chronic patient on his caregiver was developed through the number of hours that the informal caregiver spends caring for him, where there is a relationship with a functional dependence of 79%.

Keywords: Burden, Overload, Informal caregiver, Chronic diseases, Functional dependency (Source: DsSc)

INTRODUCCION

La Organización Mundial de la Salud OMS 2021 (1), reporto estadísticas en octubre de 2021, que entre 2020 y 2030, los habitantes del planeta mayores de 60 años aumentarán 34%, en este mismo orden de ideas, señala que actualmente, las personas viven más tiempo que antes, lo cual ha contribuido a incrementar la conservación y longevidad; para el año 2030, una de cada seis personas en el mundo tendrá 60 años o más. Con lo anterior es importante destacar que al mismo ritmo que las personas aumentan sus años de vida, así mismo puede llegar a presentar diversas patologías. Con el transcurrir de los años, la salud de las personas mayores se deteriora paulatinamente, Pardo Y, Chaparro L, Carreño S 2022 (2), afirman que en este curso de vida, aparecen enfermedades crónicas no trasmisibles que pueden generar cierto grado de discapacidad y dependencia, lo que ocasionara que la mayoría de los longevos necesite de un acompañamiento constante, alguien que lo asista bien sea, en el cuidado de su enfermedad o que lo ayude a realizar las actividades básicas de la vida diaria que no puedan realizar por sí mismos.

El cuidado de un ser querido dependiente es una condición estresante, cuyas consecuencias psicológicas, físicas, mentales, son diversas, y que además se viene investigando. Numerosos estudios han demostrado el impacto negativo de la experiencia del cuidador en la salud mental de los cuidadores, destacando el desarrollo de síntomas de ansiedad y depresión, irritabilidad y problemas físicos relacionados con el estrés, entre otros problemas. Estos efectos han sido hallados en cuidadores donde sus seres queridos padecen una enfermedad cónica, como lo expone Guato P, Mendoza S 2022 (3).

Ser cuidador de una persona frágil o adulto dependiente es un gran reto, tal como lo expresa Fernández B, Herrera S 2020(4), al afirmar que este rol corrientemente perjudica la salud física y el bienestar de los cuidadores. Varios autores concuerdan en que, ante el entorno de enfermedad y dependencia de una persona, quien es encargado de ejercer el rol de cuidador, es sometido a un nivel de carga, la cual repercutirá negativamente en su salud, este desempeño puede desencadenar alteraciones psicológicas como ansiedad y depresión. Cárdenas D 2022 (5).

En esta investigación es importante mencionar, que el instrumento de evaluación para cuidadores, de mayor uso en el idioma español, es la Entrevista de Percepción de Carga del Cuidado de Zarit. Este cuestionario que consta de 22 ítems, surgió principalmente para evaluar a cuidadores de personas con demencia, determina la carga que experimenta el cuidador mediante una puntuación global, presentando así una concepción unidimensional a pesar de contener puntos que se refieren a distintos aspectos de la carga. Se debe precisar, que la carga del cuidador no se limita solamente a los cuidadores informales, lo que ha permitido que el instrumento mida la carga del cuidador formal en el personal de enfermería en atención directa.

La elaboración y ejecución de esta investigación es relevante, ya que los resultados ayudarán a visualizar en qué situación se encuentran principalmente los cuidadores informales, los efectos y el nivel de carga que experimentan. Se hará notorio la necesidad de acompañamiento de los cuidadores bien sea, por parte del estado o instituciones de salud y aún más importantes, los diferentes profesionales de los equipos interdisciplinarios en salud. Abdellatif O 2022 (6).

2. PLANTEAMINETO DEL PROBLEMA

Cuidador informal es aquella persona que no pertenece al área de la salud y se encarga exactamente de realizar la tarea de cuidado de personas enfermas, discapacitadas o ancianas, que no pueden valerse por sí mismas para la realización de actividades de la vida diaria (aseo, alimentación, movilidad, vestirse, etc.), administración de tratamientos o acudir a los servicios de salud. Los cuidadores informales son las principales personas que están a cargo del cuidado de los pacientes crónicos y brindan a estos un apoyo dentro de su entorno sin recibir ningún tipo de remuneración. Martínez S 2020 (7).

Cuando se habla de pacientes crónicos se hace referencia a aquellas personas que tienen afecciones de larga duración, pero con una progresión generalmente lenta a raíz de esto, se logra constatar que es un problema de salud pública para la actualidad y que también una gran causa de muerte para las personas con dicha condición, lo que demandaría por parte de los cuidadores una mayor atención hacia estos pacientes, haciendo que estos sean más vulnerables a presentar enfermedad y afectar su calidad de vida. Además, generalmente quienes ejercen el rol de cuidadores son integrantes del núcleo familiar; están atentos a su integridad, a proporcionar los cuidados básicos que las personas con disminución o pérdida de la funcionalidad requieren. Cuando una persona requiere del cuidado de otra persona, se generan nuevos contextos o situaciones que logra inducir importantes cambios dentro de la dinámica y estructura familiar, además en los roles, e incluso en los patrones de comportamiento de sus integrantes, acorde a lo planteado por Murillo D, Fernández E, Velasco E 2019 (8). Los cambios antes mencionados, según lo dicho por Celeiro T 2019 (9), pueden llegar a desarrollar crisis que ponen en riesgo la estabilidad familiar, lo que afectaría a toda la unidad familiar, pero primordialmente al cuidador principal, que es aquel miembro de la familia quien soporta la mayor parte del exceso físico y emocional de los cuidados ofrecidos a la persona afectada.

En ese mismo orden de ideas reflexionàn y establecen que el desgaste del cuidador implica diversas esferas: salud física, salud mental, ausencia de tiempo o espacios, tiempos muy limitados para realizar sus actividades, retraimiento social, detrimento de la situación económica y en general, afectación de la calidad de vida, lo que es denominado como síndrome del cuidador, en lo expresado por Ulloa O 2019 (10).

En lo referente a este síndrome, Menéndez T 2019 (11), expresa que quienes logran padecerlo, son sometidos con frecuencia a circunstancias estresantes, lo que podría generar riesgos, al agotar las capacidades del cuidador y así mismo afectar la salud física y su estado de ánimo. Para el correcto manejo de estas situaciones, es importante una excelente relación dentro del equipo de salud y la familia, educando constantemente los mecanismos y estrategias de protección para la salud integral de la encargada del rol.

No obstante, la persona que se encarga de garantizar estos cuidados puede también enfrentar o asumir posiciones de resiliencia, donde se busca lograr adaptarse ante las distintas situaciones, muchas de estas posiciones pueden ser, relaciones amorosas y de apoyo dentro y fuera de la familia, espacios de esparcimiento, reposo físico, entre otros. Una relación que irradia amor y confianza brinda modelos a seguir, aliento y confianza, son los que ayudan a demostrar la resiliencia humana. Aguinaga S 2022 (12).

Es importante recordar, que en muchas ocasiones la salud del cuidador, pasa a estar en un segundo plano, centrándose específicamente en la persona a su cargo, es decir, todas las acciones están encaminadas en torno al sujeto de cuidado, Por lo tanto, es evidente como la situación de dependencia y vulnerabilidad del enfermo, ocasiona poco interés directa o indirectamente, en la salud del cuidador, y esta debería abordarse de forma prioritaria, por la trascendencia que implica en cuidador y la persona bajo su cuidado. González C 2022 (13).

Por lo anterior, es necesario tener siempre presente, que el cuidado que se oferta desde el equipo de salud debe intervenir holística e integralmente al enfermo sino transcender al y así contribuir en la disminución de la sobrecarga que pueda estar experimentando esta persona.

Según las estadísticas de la OMS, más de 40 millones de personas mueren anualmente por Enfermedad crónica no transmisible ECNT y son las principales causas de fallecimiento, las enfermedades cardiovasculares (17,7 millones cada año), seguidas del cáncer (8,8 millones), las enfermedades respiratorias (3,9 millones) y la diabetes (1,6 millones). Estos cuatro grupos de padecimientos son responsables de más del 80 % de todas las muertes prematuras por Enfermedad crónica no transmisible ECNT. Serra M 2020 (14).

Estas enfermedades generan ciertas complicaciones, las cuales aumentan en el curso de vida de la vejez, lo que genera ciertos cambios anatómicos, fisiológicos que disminuyen en la persona la capacidad de realizar las actividades instrumentales de la vida diaria, esto hace necesario el acompañamiento de una persona que apoye en el ejercicio diario de esta persona, y es donde la familia toma un rol importante y significativo o una persona que guarde cariño y sacrificio Noa Y 2021 (15).

Generalmente quienes ejercen el rol de cuidadores son integrantes del núcleo familiar; están atentos a su integridad, a proporcionar los cuidados básicos que las personas con disminución o pérdida de la funcionalidad requieren. Cuando una persona requiere del cuidado de otra persona, se generan nuevos contextos o situaciones que logra inducir importantes cambios dentro de la dinámica y estructura familiar, además en los roles, e incluso en los patrones de comportamiento de sus integrantes, acorde a lo planteado por Arias C 2019 (16). Los cambios antes mencionados, según lo dicho por Hernández J 2022 (17), pueden llegar a desarrollar crisis que ponen en riesgo la estabilidad familiar, lo que afectaría a toda la unidad familiar, pero primordialmente al cuidador principal, que es aquel miembro de la familia quien soporta la mayor parte del exceso físico y emocional de los cuidados ofrecidos a la persona afectada.

En ese mismo orden de ideas, reflexionan y establecen que el desgaste del cuidador implica diversas esferas: salud física, salud mental, ausencia de tiempo o espacios, tiempos muy limitados para realizar sus actividades, retraimiento social, detrimento de la situación económica y en general, afectación de la calidad de vida, lo que es denominado como síndrome del cuidador Moreno A 2020 (18).

En lo referente a este síndrome, Menéndez T 2019 (19), expresa que quienes logran padecerlo, son sometidos con frecuencia a circunstancias estresantes, lo que podría generar riesgos, al agotar las capacidades del cuidador y así mismo afectar la salud física y su estado de ánimo. Para el correcto manejo de estas situaciones, es importante una excelente relación dentro del equipo de salud y la familia, educando constantemente los mecanismos y estrategias de protección para la salud integral de la encargada del rol.

No obstante, la persona que se encarga de garantizar estos cuidados puede también enfrentar o asumir posiciones de resiliencia, donde se busca lograr adaptarse ante las distintas situaciones, muchas de estas posiciones pueden ser, relaciones amorosas y de apoyo dentro y fuera de la familia, espacios de esparcimiento, reposo físico, entre otros. Una relación que irradia amor y confianza brinda modelos a seguir, aliento y confianza, son los que ayudan a demostrar la resiliencia humana. Cárdenas C 2021 (20)

Es importante recordar, que en muchas ocasiones la salud del cuidador, pasa a estar en un segundo plano, centrándose específicamente en la persona a su cargo, es decir, todas las acciones están encaminadas en torno al sujeto de cuidado, Por lo tanto, es evidente como la situación de dependencia y vulnerabilidad del enfermo, ocasiona poco interés directa o indirectamente, en la salud del cuidador, y esta debería abordarse de forma prioritaria, por la trascendencia que implica en cuidador y la persona bajo su cuidado. Rabelo A 2022 (21).

Por lo anterior, es necesario tener siempre presente, que el cuidado que se oferta desde el equipo de salud debe intervenir holística e integralmente al enfermo sino transcender al y así contribuir en la disminución de la sobrecarga que pueda estar experimentando esta persona.

En ese orden de ideas, es conveniente realizar un estudio sobre lo que significa la carga del cuidador, que ayude a entender las dificultades que deben afrontar estos cuidadores, pero además indagar sobre aquellos métodos de fortalecimiento que puede desarrollar cada cuidador. Actualmente se logra evidenciar el aumento académico acerca del número de investigaciones en relación con la salud física, mental y social de cuidadores, en especial informales, y con esto se debe dejar en consideración la condición de vulnerabilidad de este grupo significativo.

Además, servirá como contribución para aumentar la compresión, sensibilidad, respeto y compromiso que como estudiantes y como profesores beberíamos tener con los cuidadores informales, ya que están muy olvidados en la actualidad.

2.1 Pregunta De Investigación:

¿Cuál es la sobrecarga del cuidador informal en paciente con enfermedades crónicas en un prestador primario de Salud, Montería – Córdoba 2023?

3. OBJETIVOS

3.1 General:

Identificar la sobrecarga del cuidador informal en paciente con enfermedades crónicas en un prestador primario de salud, Montería - córdoba, 2023.

3.2 Específicos:

- Identificar las características sociodemográficas del cuidador informal de pacientes con enfermedades crónicas Montería Córdoba 2023.
- Determinar la sobrecarga del cuidador informal en pacientes con enfermedades crónicas en un prestador primario de salud Montería Córdoba 2023.
- Establecer asociación estadística entre número de horas que dedica el cuidador informal al cuidado de su familiar y su dependencia funcional.
- Establecer asociación estadística entre las características sociodemográficas y nivel de sobrecarga de los cuidares informales pacientes con enfermedades

4. JUSTIFICACION

En lo informado por el Departamento Administrativo Nacional De Estadística DANE 2022 (22), "la principal causa de muerte fue la enfermedad isquémica del corazón que registró 41.783 fallecimientos; el segundo puesto para las enfermedades cerebrovasculares que contabilizaron 14.390; y el tercero para las enfermedades crónicas de las vías respiratorias que cobraron 12.857".

Las enfermedades crónicas representan una alta prevalencia e incidencia en nuestro país que en avanzadas complicaciones requieren de un apoyo especial, siendo vital el apoyo de un cuidador quien se haga responsable del estado del paciente. En la actualidad la sobrecarga del cuidador García Y 2022 (23), dice que es una problemática bastante común en nuestra sociedad la cual no le ha demostrado interés, pero es importante tratarlo debido a las consecuencias en salud que puede llegar a tener el cuidador y el sujeto de cuidado en su desenvolvimiento. Por este motivo se realizará el siguiente trabajo de investigación con el fin de conocer cuál es el grado de discapacidad del adulto mayor y conocer el nivel de sobrecarga de los cuidadores principales de la población en estudio.

Por otra parte, hasta la fecha no se encuentran investigaciones a nivel local Córdoba -Montería sobre el nivel de sobrecarga que tienes los cuidadores principales a pacientes con enfermedades crónicas dependientes, una investigación a profundidad podría ayudar a prevenir problemas psicológicos, y sociales en los cuidadores al igual que podría ayudar a promover características situacionales y personales que permitan a los cuidadores contar con un bienestar en su calidad de vida, de esta manera, evitando que el cuidador principal termine convirtiéndose en un futuro en una persona al cuidado de otra enferma.

La elaboración del mencionado proyecto se justifica primeramente en el aporte de estudios científicos y estadísticos con relación en la problemática de salud real identificada en la comunidad, lo cual nos permitirá informar los sujetos de estudio, su condición en conexión con la patología real y como tratarla de la manera adecuada en etapas tempranas para así poder prevenir complicaciones a mediano y largo plazo. De igual forma esto contribuirá con la calidad de vida del cuidador y por ende en su labor de cuidar al sujeto de cuidado.

Para concluir el estudio buscara resultado a la problemática identificada, por esta razón los resultados obtenidos servirán para adoptar medidas de prevención que serán impartidas por profesionales de la salud a través de la educación y promoción de la salud, así mismo fomentar el autocuidado para evitar consecuencias en la salud, enfatizando que para cuidar primero hay que aprender a cuidarnos a nosotros mismos; todo esto a fin de evitar tanto un síndrome de carga del cuidador y la exacerbación del estado de dependencia del adulto mayor.

Significancia Social: Con el resultado de esta investigación se contribuirá a mejorar la forma en que el cuidador asume su autocuidado para brindar una atención de calidad. Por otra parte, permitirá realizar algunas recomendaciones respecto a los cuidadores a fin de que se fortalezca su gestión dentro del sistema de salud se darán a conocer resultados que informarán a la sociedad sobre cuáles son las repercusiones en la vida cotidiana de los cuidadores de adultos mayores independientes generando así una mirada crítica y reflexiva sobre este fenómeno actual, además de esto se también permitirá al profesional de enfermería elaborar nuevas herramientas y estrategias que ayudaran a elaborar un plan de salud pública beneficiando al cuidador, profesionales en salud logrando disminuir el incremento de las consecuencias que trae consigo esta problemática, desde el programa de enfermería se pueden establecer medidas que permitan impactar en la seguridad del paciente frente a las complicaciones que podría llegar a tener. Cruz L 2022 (24)

Significancia Teórica: El aporte teórico de la presente investigación trata de brindar mayor conocimiento respecto a las complicaciones que traen consigo el desempeño de cuidador de un paciente con una enfermedad crónica, centrado no solo en crónicas paciente o no también el cuidador como unidad fundamental para la recuperación de su salud. Además de esto, se llegó a la conclusión que se encuentran vacíos a nivel teórico, podemos decir que ha sido poco estudiado a nivel departamental, aparte existen una escasez de estudio con respecto al fenómeno en curso a nivel nacional.

Por ende, la actual investigación se verá orientada con base de la teoría de Henderson V (25) con la teoría de los cuidados, la cual se fundamenta en la capacidad de la persona en mantener la independencia. Esta teoría se centra en 14 necesidades teóricas importantes que todos los humanos tienen cada una de las necesidades constituye el elemento integrador de aspectos físicos, sociales, psicológicos y espirituales. Este papel es fundamental para llevar a cabo la obtención de nuestro objeto de estudio dándonos la ventaja de conocer posibles salidas a la problemática que ocurre actualmente. Doicela R 2020 (26).

Significancia Disciplinar: Los resultados que se obtendrán reconocerán cuales son los motivos más relevantes que predisponen en la vida diaria de las personas afectadas, esto nos permitirá elaborar actividades de enfermería de promoción y prevención direccionada a esos factores de riesgo que comprometen la calidad de vida de esta población

Además, se logrará obtener un conocimiento basado en evidencia científica, para mejorar el Proceso de Atención de Enfermería (PAE) orientado a conocer los factores causantes de las complicaciones asociadas a esta problemática logrando así promover los prevención y cuidados de los pacientes en el departamento de Córdoba. Elso R (27)

5. MARCO CONCEPTUAL

5.1 Enfermedad Crónica.

Una enfermedad crónica es una condición de salud de larga duración que generalmente no tiene cura y tiende a persistir durante períodos prolongados o incluso toda la vida del paciente. A diferencia de las enfermedades agudas que tienen un inicio rápido y una duración limitada, las enfermedades crónicas son caracterizadas por un desarrollo más lento y una progresión gradual. Estas enfermedades pueden tener diversas causas, incluyendo factores genéticos, ambientales, de estilo de vida y otros factores desconocidos.

Las enfermedades crónicas abarcan una amplia variedad de condiciones, como la diabetes tipo 2, enfermedades cardiovasculares (como la hipertensión arterial y la enfermedad cardíaca coronaria), enfermedades pulmonares crónicas (como el asma y la enfermedad pulmonar obstructiva crónica -EPOC-), enfermedades autoinmunes (como la artritis reumatoide y el lupus), enfermedades neurológicas crónicas (como la enfermedad de Parkinson y la esclerosis múltiple), entre otras.

Una característica común de las enfermedades crónicas es que, aunque no se pueden curar completamente, pueden ser controladas y gestionadas con tratamientos médicos, terapias y cambios en el estilo de vida. El manejo adecuado de estas enfermedades suele implicar la toma regular de medicamentos, el seguimiento médico continuo, la adopción de una dieta equilibrada, la práctica de ejercicio físico, evitar el tabaquismo y el consumo excesivo de alcohol, y el manejo del estrés.

Las enfermedades crónicas pueden tener un impacto significativo en la calidad de vida del paciente y también pueden afectar a su capacidad para llevar a cabo actividades diarias, trabajar y participar en actividades sociales. Además, pueden aumentar el riesgo de complicaciones graves y discapacidad a largo plazo. Arias E 2019 (28).

Cuidador Familiar

Se refiere a una persona que busca atención médica o sanitaria debido a la presencia de síntomas, enfermedades, lesiones o condiciones de salud que requieren diagnóstico, tratamiento y seguimiento por parte de profesionales de la salud. Los pacientes pueden acudir a hospitales, clínicas, consultorios médicos o centros de atención para recibir cuidados de médicos, enfermeras, especialistas y otros profesionales sanitarios que se dedican a proporcionar servicios de salud y bienestar. La relación entre el paciente y el profesional de la salud es fundamental, ya que implica una comunicación efectiva, empatía, respeto y confianza para asegurar una atención adecuada y una recuperación óptima.

El proceso de atención al paciente comienza con la historia clínica, donde se recopila información sobre los síntomas, antecedentes médicos, medicamentos y hábitos de vida del paciente. A partir de esta información, se lleva a cabo un examen físico y, en muchos casos, se solicitan pruebas de diagnóstico para identificar la causa subyacente de los síntomas. Una vez que se establece un diagnóstico, el profesional de la salud y el paciente colaboran para desarrollar un plan de tratamiento personalizado que puede incluir medicamentos, terapias, intervenciones quirúrgicas u otros procedimientos médicos.

Además de abordar la enfermedad o afección específica, la atención al paciente también se centra en promover la prevención y el autocuidado para mejorar la calidad de vida y prevenir complicaciones futuras. Se fomenta la educación del paciente sobre su condición y se le brinda orientación para tomar decisiones informadas sobre su salud.

La atención al paciente no solo implica aspectos médicos, sino también aspectos emocionales y psicológicos. Los profesionales de la salud deben considerar las necesidades emocionales del paciente y brindar apoyo durante todo el proceso de tratamiento, ya que el impacto emocional de la enfermedad puede ser significativo. Sierra L 2019 (29).

5.3 Cuidador.

Un cuidador es una persona que asume la responsabilidad de brindar apoyo, asistencia y cuidados a otro individuo que necesita ayuda debido a una enfermedad, discapacidad, vejez u otra condición que limita su capacidad para realizar actividades diarias de manera independiente. Los cuidadores pueden ser familiares, amigos o profesionales contratados que dedican su tiempo y esfuerzo para garantizar el bienestar y la seguridad del individuo que cuidan.

La labor del cuidador puede ser variada y exigente, involucrando tareas como ayudar con el aseo personal, la alimentación, la movilidad, la administración de medicamentos, la coordinación de citas médicas y la supervisión constante. Además de las tareas prácticas, los cuidadores también ofrecen apoyo emocional y social, ya que la relación con la persona a la que cuidan puede ser estrecha y significativa.

Ser cuidador puede tener un impacto significativo en la vida del propio cuidador. Puede experimentar una carga física y emocional considerable debido a la dedicación y responsabilidad que conlleva el cuidado constante de otra persona. El estrés, el agotamiento y la sensación de aislamiento son desafíos comunes a los que se enfrentan los cuidadores, lo que resalta la importancia de que ellos también reciban apoyo y atención.

En muchos casos, el papel del cuidador también implica la toma de decisiones difíciles, como la gestión de tratamientos médicos o la planificación de cuidados a largo plazo. La necesidad de equilibrar las demandas del cuidado con otros aspectos de la vida, como el trabajo y las responsabilidades familiares propias, puede resultar abrumadora.

Es fundamental reconocer la labor invaluable que los cuidadores brindan a la sociedad y asegurar que tengan acceso a recursos y servicios que les permitan cuidar tanto de sí mismos como de sus seres queridos de manera adecuada. Guerrero D 2023 (30).

5.4 Cuidador del paciente.

Un cuidador del paciente es una persona que brinda atención y apoyo a un paciente que tiene una enfermedad o discapacidad, ya sea en el hogar o en otro entorno de atención médica. Los cuidadores del paciente pueden ser familiares, amigos o proveedores de atención médica profesionales: el papel del cuidador del paciente es esencial en el proceso de atención médica, ya que pueden proporcionar asistencia física, emocional y social al paciente. Esto incluye tareas como ayudar con la higiene personal, administrar medicamentos y supervisar la dieta del paciente, entre otros. Los cuidadores del paciente también pueden actuar como defensores del paciente, comunicando sus necesidades y preocupaciones a los proveedores de atención médica y asegurándose de que reciban la atención adecuada. A menudo, el papel del cuidador del paciente puede ser muy estresante y abrumador, y se requiere un apoyo adecuado para garantizar su bienestar y su capacidad para brindar una atención adecuada al paciente. Aguado E 2019 (31).

5.5 Cuidador Familiar

Un cuidador familiar es una persona que asume la responsabilidad de brindar cuidados no remunerados a un familiar que se encuentra en situación de dependencia. Estas personas realizan una variedad de tareas, que incluyen la ayuda en la realización de actividades de la vida diaria, el seguimiento de tratamientos médicos, la asistencia en la movilidad, la alimentación y el aseo, y la gestión de trámites administrativos, entre otras.

Los cuidadores familiares pueden ser hijos, cónyuges, hermanos u otros parientes cercanos del paciente, y a menudo desempeñan esta función de manera prolongada y continua. Si bien es una tarea valiosa y necesaria, el cuidado de un familiar enfermo o dependiente puede generar una serie de desafíos físicos, emocionales y financieros para el cuidador. Esquivel N 2021 (32).

5.6 Dependencia funcional.

El estado funcional se logra medir a través del resultado de desarrollar actividades básicas del diario vivir, cuando la persona carece de la capacidad de realizarlas, se le reconoce como dependencia funcional, es decir, está es aquella en la que existe una ausencia de la capacidad o disminución de esta, para realizar alguna actividad sin requerir ayuda. Baracaldo H 2019 (33).

5.7 Calidad de vida.

Define como "la percepción que un individuo tiene de su lugar en la vida, en el contexto de la cultura y del sistema de valores en los que vive, y en relación con sus objetivos, expectativas, estándares y preocupaciones"

Existen diversas escalas y herramientas que se utilizan para medir y evaluar la calidad de vida, tanto en poblaciones generales como en grupos específicos como pacientes con enfermedades crónicas o discapacidades. Estas herramientas tienen en cuenta diferentes aspectos de la calidad de vida, como la salud física y mental, la satisfacción con la vida, el bienestar emocional y social, entre otros. Salinas A 2022 (34)

5.8 Condiciones de cuidado del cuidador

Las condiciones de cuidado del cuidador se refieren a los factores que pueden afectar la calidad de vida, salud y bienestar emocional de los cuidadores familiares que asumen la responsabilidad de cuidar a un familiar dependiente. Estas condiciones incluyen:

Sobrecarga emocional: El cuidado de un familiar puede ser emocionalmente exigente, lo que puede causar estrés, ansiedad, depresión y agotamiento emocional.

Sobrecarga física: Los cuidadores pueden experimentar fatiga, dolores musculares, problemas de sueño y otros problemas físicos relacionados con el cuidado continuo.

Falta de apoyo social: La falta de apoyo y comprensión por parte de amigos, familiares y la comunidad puede hacer que el cuidador se sienta aislado y desanimado.

Problemas financieros: El cuidado de un familiar dependiente puede generar costos financieros significativos, lo que puede poner en riesgo la estabilidad económica del cuidador.

Falta de tiempo personal: Los cuidadores a menudo tienen poco tiempo para dedicar a sus propias necesidades y actividades, lo que puede afectar su calidad de vida y bienestar emocional. Para que los cuidadores familiares puedan brindar cuidados efectivos y saludables a sus seres queridos, es importante que reciban el apoyo y los recursos necesarios para manejar estas condiciones de cuidado. Zuluaga M 2021 (35)

5.9 Único Cuidador

El término "único cuidador" se refiere a la persona que asume la responsabilidad principal de cuidar a un familiar dependiente, y que no cuenta con el apoyo o la ayuda de otros miembros de la familia o cuidadores. Este tipo de cuidador se enfrenta a una serie de desafíos únicos, como el aislamiento social, la sobrecarga emocional y física, y la falta de tiempo para atender sus propias necesidades.

Los cuidadores únicos pueden experimentar un mayor nivel de estrés y problemas de salud en comparación con aquellos que tienen el apoyo de otros cuidadores o miembros de la familia. Además, la falta de apoyo también puede aumentar el riesgo de que el cuidador experimente depresión, ansiedad y otros problemas de salud mental. Es importante reconocer que el cuidado único no siempre es una elección, y que algunos cuidadores pueden encontrarse en esta situación debido a la falta de recursos o apoyo disponibles en su comunidad. Como tal, es importante que los proveedores de atención médica y los profesionales de la salud brinden apoyo y recursos adecuados para garantizar que los cuidadores únicos puedan brindar el mejor cuidado posible a sus seres queridos sin sacrificar su propia salud y bienestar. Rivera M 2021 (36).

5.1.1 Carga

El término "carga" se utiliza comúnmente para describir el impacto emocional y físico que el cuidado de un familiar dependiente puede tener en la vida de un cuidador. La carga puede incluir una variedad de factores, como el estrés, la ansiedad, la depresión, la sobrecarga física y la falta de tiempo para atender las propias necesidades del cuidador.

La carga de cuidado puede afectar tanto al cuidador como al paciente y puede tener consecuencias a largo plazo. La carga puede afectar negativamente la salud física y emocional del cuidador, lo que puede llevar a problemas de salud a largo plazo, como enfermedades crónicas, depresión y ansiedad. Además, también puede afectar la calidad del cuidado que se brinda al paciente, lo que puede tener consecuencias negativas en su salud y bienestar.

Es importante reconocer la carga que el cuidado puede tener en la vida de un cuidador y proporcionar apoyo adecuado para ayudar a reducir la carga y mejorar la calidad de vida del cuidador y del paciente. Martínez L 2019 (37).

5.1.2 Carga Del Cuidador.

La carga del cuidador, también conocida como carga del cuidado o carga del cuidador familiar, se refiere al conjunto de responsabilidades físicas, emocionales y financieras que recaen sobre la persona encargada de brindar cuidados a un ser querido que padece una enfermedad, discapacidad o condición de salud crónica. Esta carga puede afectar significativamente la calidad de vida del cuidador y tener repercusiones en su salud física y emocional.

La carga del cuidador puede manifestarse de diversas maneras. Desde el punto de vista físico, el cuidador puede experimentar una mayor fatiga y agotamiento debido a las tareas de cuidado continuas, como la movilización del paciente, la asistencia con la higiene personal y la administración de medicamentos. Además, los cuidadores a menudo tienen que equilibrar sus responsabilidades de cuidado con sus propias obligaciones laborales y familiares, lo que puede generar una sobrecarga en su tiempo y energía.

Desde el punto de vista emocional, los cuidadores pueden enfrentar niveles elevados de estrés, ansiedad y depresión. La preocupación constante por la salud y el bienestar del paciente, así como la incertidumbre sobre el futuro, pueden generar una tensión emocional significativa. Además, algunos cuidadores pueden sentirse aislados y con falta de apoyo social, ya que la dedicación a las responsabilidades de cuidado puede limitar su participación en actividades sociales y recreativas.

La carga financiera también es una preocupación importante para muchos cuidadores. Los gastos relacionados con el cuidado, como los medicamentos, tratamientos médicos, equipo especializado y servicios de atención a domicilio pueden ser costosos y agregar presión adicional a la economía del cuidador.

Es fundamental reconocer la importancia de brindar apoyo a los cuidadores y proporcionarles recursos que les ayuden a afrontar la carga del cuidado de manera más efectiva. El acceso a programas de respiro, grupos de apoyo, servicios de atención a domicilio y asesoramiento pueden ser útiles para aliviar la carga y mejorar el bienestar del cuidador. Mora B 2020 (38).

5.1.3 Sobre carga del cuidador.

La sobrecarga del cuidador, también conocida como sobrecarga del cuidado o sobrecarga del cuidador familiar, se refiere a una condición en la cual la persona que asume la responsabilidad de brindar cuidados a un ser querido experimenta un nivel abrumador de demandas físicas, emocionales y psicológicas relacionadas con el cuidado. Esta sobrecarga puede surgir cuando el cuidador se enfrenta a una carga excesiva de responsabilidades y no cuenta con suficiente apoyo o recursos para hacer frente a las demandas del cuidado.

Desde el punto de vista físico, la sobrecarga del cuidador puede manifestarse en agotamiento físico debido a las tareas de cuidado constantes y demandantes. El cuidador puede tener que asistir con las actividades diarias del paciente, como el aseo, la movilización o la alimentación, lo que puede requerir esfuerzo físico considerable. La falta de tiempo para descansar adecuadamente y cuidar de sí mismo puede llevar a un deterioro de la salud física del cuidador.

Desde el punto de vista emocional, la sobrecarga del cuidador puede generar altos niveles de estrés, ansiedad y depresión. La preocupación constante por el bienestar del paciente, especialmente si el paciente tiene una condición médica grave, puede causar un gran desgaste emocional. Además, los cuidadores a menudo experimentan sentimientos de culpa, frustración o impotencia cuando enfrentan dificultades para proporcionar el cuidado necesario.

La sobrecarga del cuidador también puede tener un impacto en la vida social del cuidador. El tiempo y la energía dedicados al cuidado pueden limitar la participación en actividades sociales y recreativas, lo que puede llevar al aislamiento y a la falta de apoyo social.

Es importante destacar que la sobrecarga del cuidador no solo afecta al cuidador sino también al paciente. Cuando el cuidador está sobrecargado, es posible que no pueda brindar una atención de calidad al paciente, lo que puede afectar negativamente la salud y el bienestar del ser querido que recibe el cuidado.

Para abordar la sobrecarga del cuidador, es esencial proporcionar apoyo y recursos adecuados. Los programas de respiro, el acceso a servicios de cuidado a domicilio, grupos de apoyo y asesoramiento pueden ayudar a aliviar la carga del cuidador y mejorar su bienestar general. Soriano L 2022 (39).

5.1.4 Grados De Sobrecarga

Los grados de sobrecarga son una forma de medir la carga subjetiva experimentada por un cuidador familiar en relación con el cuidado de un familiar dependiente. Los grados de sobrecarga se utilizan para evaluar la intensidad y el impacto de la carga emocional, social y física que puede experimentar un cuidador.

La escala de grados de sobrecarga más utilizada es la Escala de Sobrecarga del Cuidador de Zarit (ZBI, por sus siglas en inglés), que evalúa la carga subjetiva en varios dominios, como la salud física y emocional del cuidador, la relación con el paciente y el tiempo dedicado al cuidado. La escala de Zarit es una herramienta útil para identificar a los cuidadores que pueden estar en mayor riesgo de experimentar sobrecarga y que pueden requerir apoyo adicional.

Los grados de sobrecarga pueden variar desde niveles leves hasta niveles severos, y pueden tener un impacto significativo en la calidad de vida del cuidador y del paciente. Es importante reconocer los grados de sobrecarga experimentados por los cuidadores y proporcionar apoyo adecuado para ayudar a reducir la carga y mejorar la calidad de vida del cuidador y del paciente. Navarro M 2019 (40)

5.1.5 Número de horas de ayuda que requiere diariamente para su cuidado.

El número de horas de ayuda que un paciente requiere diariamente para su cuidado es un aspecto crítico que puede variar significativamente según la condición de salud del paciente y el nivel de dependencia. Esta medida es importante para evaluar la intensidad del cuidado que necesita una persona y para planificar los recursos y el apoyo adecuado para satisfacer sus necesidades.

La cantidad de horas de ayuda necesarias puede variar desde unas pocas horas al día para aquellos que necesitan asistencia con tareas específicas, hasta cuidados de tiempo completo para pacientes con necesidades de atención más complejas. Algunas de las actividades de cuidado que pueden requerir asistencia incluyen el aseo personal, la administración de medicamentos, la movilización, la alimentación, el transporte y el apoyo emocional.

El número de horas de cuidado necesario también puede cambiar con el tiempo debido a la evolución de la condición de salud del paciente. Algunas enfermedades pueden progresar, lo que requiere un aumento en la cantidad de cuidado y asistencia necesarios, mientras que, en otros casos, con una mejora en la salud del paciente, las horas de cuidado pueden disminuir.

Además, es importante considerar el papel de los cuidadores y familiares en la prestación de cuidados. El cuidado puede ser proporcionado por familiares, amigos, profesionales de la salud o cuidadores contratados. Dependiendo de la disponibilidad y capacidad de los cuidadores, el número de horas de cuidado que se necesiten podría variar.

Es esencial evaluar cuidadosamente las necesidades de cuidado de un paciente para garantizar que reciba la atención adecuada y que sus cuidadores reciban el apoyo necesario para cumplir con esta importante tarea. Una evaluación adecuada permitirá planificar y distribuir los recursos de manera más efectiva, proporcionando un cuidado de calidad y mejorando la calidad de vida tanto del paciente como de sus cuidadores. García A 2019 (41).

5.1.6 Salud.

La salud es un estado completo de bienestar físico, mental y social, y no solamente la ausencia de enfermedades o dolencias. Es un estado dinámico y multifacético que implica un equilibrio óptimo entre el cuerpo, la mente y el entorno social en el que vive una persona.

Desde el punto de vista físico, la salud se refiere a la condición del cuerpo y su capacidad para funcionar adecuadamente. Esto incluye aspectos como tener un sistema inmunológico fuerte, una buena función cardiovascular y respiratoria, una nutrición adecuada y la capacidad para realizar actividades diarias sin dificultades significativas.

Desde el punto de vista mental, la salud implica un bienestar psicológico, emocional y cognitivo. Esto incluye tener una actitud positiva y resiliente ante los desafíos de la vida, mantener una buena salud mental y emocional, y tener la capacidad para enfrentar el estrés y las dificultades de manera efectiva. Además, la salud también está estrechamente relacionada con el entorno social en el que una persona vive. Esto incluye tener acceso a servicios de atención médica de calidad, un entorno seguro y limpio, una red de apoyo social fuerte y oportunidades para participar en actividades sociales y comunitarias.

La promoción de la salud implica fomentar hábitos y estilos de vida saludables que contribuyan a mejorar y mantener el bienestar en todas sus dimensiones. Esto incluye una dieta equilibrada y nutritiva, la práctica regular de ejercicio físico, evitar el tabaquismo y el consumo excesivo de alcohol, dormir adecuadamente y manejar el estrés de manera positiva.

La prevención de enfermedades y la detección temprana de problemas de salud también son componentes importantes de la salud. Los exámenes médicos regulares, las vacunas y el acceso a la atención médica oportuna contribuyen a mantener la salud y prevenir complicaciones graves. Es importante reconocer que la salud es un recurso valioso que permite a las personas alcanzar su máximo potencial y participar plenamente en la sociedad. Además, la salud es un derecho humano fundamental y una responsabilidad compartida por los individuos, las comunidades y los gobiernos para garantizar condiciones óptimas de bienestar para todos. Hurtado D 2021 (42).

5.1.7 Sistema de seguridad social.

El sistema de seguridad social es una estructura institucional diseñada y gestionada por el Estado con el propósito de proteger a la población frente a diversos riesgos sociales y económicos que puedan afectar su bienestar y calidad de vida. Este sistema se fundamenta en principios de solidaridad, equidad y justicia social, buscando garantizar que todas las personas tengan acceso a servicios y prestaciones esenciales, independientemente de su capacidad económica o situación laboral.

El sistema de seguridad social suele abarcar diferentes áreas de protección y se organiza en distintas ramas, cada una orientada a satisfacer necesidades específicas de la población. Las principales ramas del sistema de seguridad social incluyen:

Seguridad social en salud: Garantiza el acceso a servicios de atención médica, tratamientos y medicamentos necesarios para mantener y mejorar la salud de las personas. Esta rama busca proteger a la población frente a enfermedades y promover la prevención de enfermedades y la promoción de la salud.

Seguridad social en pensiones: Proporciona ingresos económicos a los trabajadores en su etapa de jubilación o retiro, asegurando que puedan mantener un nivel de vida adecuado y digno después de su vida laboral.

Seguridad social en riesgos laborales: Protege a los trabajadores frente a accidentes o enfermedades relacionadas con su empleo, brindando asistencia económica, médica y de rehabilitación para facilitar su recuperación y reintegración al trabajo.

Seguridad social en desempleo: Ofrece apoyo económico temporal a las personas que han perdido su empleo, ayudándoles a cubrir sus necesidades básicas mientras buscan una nueva oportunidad laboral.

Seguridad social en maternidad e infancia: Busca proteger a las mujeres embarazadas y madres, así como a los niños y niñas, mediante prestaciones y servicios que contribuyan a su bienestar durante esta etapa vital.

El financiamiento del sistema de seguridad social proviene de diferentes fuentes, entre las que se encuentran las contribuciones de empleadores y trabajadores, fondos públicos, impuestos específicos y otras fuentes de financiamiento establecidas por la legislación de cada país. SDS 2023 (43).

5.1.8 Cáncer

El cáncer es una enfermedad compleja y devastadora que afecta a millones de personas en todo el mundo. Se trata de un grupo de enfermedades caracterizadas por el crecimiento descontrolado y anormal de células en el cuerpo, lo que da lugar a la formación de tumores o masas de tejido maligno. Estas células cancerosas pueden invadir tejidos cercanos y propagarse a otras partes del cuerpo a través del sistema linfático o el torrente sanguíneo, en un proceso conocido como metástasis.

El cáncer puede desarrollarse en prácticamente cualquier parte del cuerpo y puede afectar a personas de todas las edades. Existen numerosos tipos de cáncer, clasificados según el órgano o tejido en el que se originan. Algunos de los tipos más comunes incluyen el cáncer de pulmón, cáncer de mama, cáncer de próstata, cáncer de colon, cáncer de piel, cáncer de páncreas y muchos otros.

Las causas exactas del cáncer son multifactoriales y en muchos casos no están completamente comprendidas. Sin embargo, se sabe que ciertos factores pueden aumentar el riesgo de desarrollar cáncer, como el tabaquismo, el consumo excesivo de alcohol, una dieta poco saludable, la exposición a productos químicos y radiación, la obesidad y factores genéticos hereditarios.

El diagnóstico temprano es fundamental para el tratamiento exitoso del cáncer. Los síntomas del cáncer pueden variar ampliamente según el tipo y la etapa de la enfermedad, pero pueden incluir pérdida de peso inexplicada, fatiga persistente, cambios en la piel, dificultad para tragar, sangrado anormal y otros síntomas específicos de cada tipo de cáncer.

El tratamiento del cáncer depende del tipo y la etapa de la enfermedad, así como de las características individuales del paciente.

El impacto emocional y psicológico del cáncer en los pacientes y sus familias no debe subestimarse. El diagnóstico de cáncer puede provocar una gran ansiedad, temor y estrés emocional. Es esencial brindar un apoyo integral y compasivo a los pacientes y sus seres queridos durante todo el proceso de tratamiento y recuperación. Tinoco A 2019 (44).

5.1.9 Cardiopatía

La cardiopatía es un término amplio que abarca un grupo de enfermedades y trastornos que afectan al corazón y al sistema circulatorio. Estas condiciones pueden variar en su gravedad y síntomas, pero todas tienen en común el hecho de que interfieren con el correcto funcionamiento del corazón, el órgano encargado de bombear la sangre y distribuir oxígeno y nutrientes a todo el cuerpo.

Una de las formas más comunes de cardiopatía es la enfermedad cardíaca coronaria, también conocida como enfermedad arterial coronaria. Esta enfermedad se caracteriza por la acumulación de depósitos de grasa, colesterol y otras sustancias en las arterias coronarias que suministran sangre al corazón. Con el tiempo, estas acumulaciones forman placas que pueden estrechar o bloquear parcial o completamente las arterias, reduciendo el flujo sanguíneo al corazón. Esto puede dar lugar a angina de pecho (dolor en el pecho) o, en caso de bloqueo total, a un infarto de miocardio o ataque cardíaco.

Otra forma común de cardiopatía es la insuficiencia cardíaca, que ocurre cuando el corazón no puede bombear suficiente sangre para satisfacer las demandas del cuerpo. La insuficiencia cardíaca puede ser causada por una variedad de factores, como daño al músculo cardíaco debido a un ataque cardíaco previo, hipertensión arterial no controlada, enfermedades valvulares o enfermedades del músculo cardíaco.

El tratamiento de la cardiopatía depende del tipo y la gravedad de la enfermedad, pero puede incluir cambios en el estilo de vida, como dejar de fumar, seguir una dieta saludable y realizar ejercicio regularmente. Los medicamentos también pueden ser utilizados para controlar la presión arterial, reducir el colesterol, estabilizar el ritmo cardíaco o mejorar la función del corazón. En casos más graves, pueden ser necesarios procedimientos médicos, como angioplastia coronaria o cirugía de bypass coronario, para restablecer el flujo sanguíneo adecuado al corazón.

La prevención de la cardiopatía es fundamental y se basa en la adopción de hábitos de vida saludables, el control de factores de riesgo y la detección temprana y tratamiento de afecciones subyacentes. La educación sobre la importancia de llevar un estilo de vida saludable y el acceso a atención médica regular son componentes clave en la prevención y el manejo de la cardiopatía. Ruperti J 2020 (45).

5.2.1 Accidente cardiovascular

Un accidente cerebrovascular (ACV), también conocido como ictus o derrame cerebral, se produce cuando se interrumpe el flujo sanguíneo al cerebro, ya sea por la obstrucción de un vaso sanguíneo o por su ruptura. Esta interrupción del flujo sanguíneo puede causar daño cerebral y tener consecuencias graves para la salud y la calidad de vida de la persona afectada.

El accidente cerebrovascular como "una lesión cerebral causada por una interrupción del suministro sanguíneo al cerebro. Un accidente cerebrovascular isquémico ocurre cuando una arteria que suministra sangre al cerebro se bloquea por un coágulo de sangre. Un accidente cerebrovascular hemorrágico se produce cuando una arteria cerebral se rompe y se produce una hemorragia en el cerebro".

Los factores de riesgo para sufrir un accidente cerebrovascular incluyen la hipertensión arterial, la diabetes, la obesidad, la edad avanzada, el tabaquismo y el consumo excesivo de alcohol. El tratamiento del accidente cerebrovascular depende del tipo y de la gravedad de la lesión cerebral, y puede incluir medicamentos, terapia ocupacional y fisioterapia. Canchos M 2019 (46).

5.2.2 Artritis

La artritis es una enfermedad inflamatoria crónica que afecta a las articulaciones del cuerpo humano. Se caracteriza por dolor, inflamación, rigidez y pérdida de movimiento en las articulaciones afectadas. Existen más de 100 tipos diferentes de artritis, siendo las formas más comunes la osteoartritis y la artritis reumatoide.

La osteoartritis es la forma más común de artritis, que se produce cuando el cartílago protector que cubre las articulaciones se desgasta con el tiempo, lo que puede causar dolor y rigidez. La artritis reumatoide, por otro lado, es una enfermedad auto inmunitaria en la que el sistema inmunológico ataca las propias articulaciones, causando inflamación y dolor.

Además de afectar a las articulaciones, la artritis puede tener otros efectos en el cuerpo, como fatiga, fiebre y pérdida de peso. También puede causar daño permanente en las articulaciones, lo que puede limitar la capacidad de una persona para realizar actividades diarias.

El diagnóstico de la artritis se basa en los síntomas que presenta la persona, así como en los resultados de pruebas médicas, como análisis de sangre y radiografías. Urbina Y 2020 (47).

6. MARCO TEORICO

Según la Organización Mundial De Salud OMS 2022 (48), las enfermedades crónicas son definidas como aquellos padecimientos que poseen una prolongada permanencia en el cuerpo humano con progresión generalmente lenta hasta agotar al mismo, son el resultado de la combinación de la genética, los factores fisiológicos, ambientales y de conductas de la población que la padece.

Existe múltiples causas y discapacidades que se relacionan con el progreso de una dependencia, como lo expresa Lorca M 2021 (49), en su investigación, el envejecimiento de la población como causa externa, además la desnutrición, el abandono infantil, la marginación de los grupos sociales, la pobreza extrema y los desastres causados por fenómenos naturales, estos conllevan a cambios en la vida del enfermo en sí, desfigurando el efecto o impacto que estas situaciones también tienen en las personas que los cuidan.

Se detecta tarde en la mayoría de los casos. De igual manera se reconoce la importancia del rol que adquieren los cuidadores informales en el bienestar y cuidado de la persona dependiente. Ante esta problemática se basa la conceptualización de carga que propone la investigación realizada en Bucaramanga, las autoras definen como "la vivencia resultante de la interrelación entre el contexto de cuidado y las características del enfermo, los recursos de afrontamiento, y los estados físicos y emocionales del cuidador informal de una persona dependiente" Zapata M 2019 (50).

Las consecuencias psicológicas y físicas más comunes en las y los cuidadores informales se van hallando conforme el tiempo va pasando y el cuidador va asumiendo una gran carga física y psíquica, ya que se responsabiliza por completo de la vida del afectado (medicación, visitas médicas, cuidados, higiene, alimentación, etc.), va perdiendo paulatinamente su independencia ya que el enfermo cada vez le absorbe más tiempo y se desatiende a sí mismo, no toma el tiempo libre necesario para su ocio, abandona sus aficiones, no sale con sus amistades, etc. y acaba paralizando, durante largos años, su proyecto vital. Bedoya J (51).

Con el tiempo que se ejerce como cuidador de una persona dependiente, la disposición de vida del enfermo va mejorando considerablemente, mientras que en misma medida la de cuidador se ve afectada; En este orden de ideas, el cuidador familiar es principalmente, el encargado de suplir las necesidades que el paciente no puede satisfacer por sí mismo.

Vive el proceso con elevados niveles de estrés, una gran percepción de carga que, en ocasiones, prolifera a diversas áreas de la vida con serias consecuencias para su salud apareciendo alteraciones del sueño, depresión, estrés, dolor articular, cefaleas, conductas e ideación suicida, agresividad, abuso de sustancias, inatención, baja autoestima, deseos de abandonar el trabajo (y el cuidado), negación de las emociones o desplazamiento de afectos. Y, finalmente, una peor respuesta inmune a la influencia de vacunas, asunto de mayor importancia en medio de una pandemia. Falcone L 2021 (52).

Todo lo antes mencionado armoniza con la idea de exigencia de parte del sujeto que cuida, introduciéndolo en un campo que puede afectar su integridad desde otro aspecto como es el autocuidado, concepto que se relaciona con las acciones que se ejecutan y que promueven la salud; que conllevan al bienestar físico, mental y espiritual.

En este punto es clave mencionar a la teorista Henderson V (24) la cual pertenece a aquellos modelos que comienzan con la teoría de las necesidades y la salud de la vida humana como un núcleo central para enfermería.

Según este modelo, esta persona es un ser integral, con componentes biológicos, psicológicos, socioculturales y espirituales que interactúan entre sí y tienden a desarrollar al máximo su potencial, V. Henderson cree que la función principal de la enfermería es ayudar a una persona, sana o enferma, a mantener o restaurar, la salud (o asistirla en sus últimos momentos) para satisfacer las necesidades que tiene.

En otras palabras, la teoría de Henderson V (24) trata de explicar que una persona tiene necesidades que deben ser satisfechas para gozar de buena salud, por lo que identifica 14 necesidades básicas, es decir, aquellas necesidades que debe satisfacer la propia persona. o si hay una discapacidad física o mental, etc. Deben ser atendidos por un tutor, quien en este caso se pondrá en contacto con el paciente, no solo para ayudarlo a recuperar o mantener su salud sino también para garantizar su comodidad.

Henderson V (24) también nos habla de los cuatro elementos de su modelo teórico:

Salud: definida por ella como la capacidad de una persona para satisfacer de forma totalmente independiente sus 14 necesidades, disfrutando así de la máxima calidad de vida.

Entorno: todas las condiciones externas que pueden afectar positiva o negativamente la salud humana.

Humano: considera al ser humano como un todo, un ser psicosocial que debe gozar de salud física, mental y social para tener una vida de calidad.

Enfermería: Esta es una asistencia temporal para alguien que carece de la capacidad, la fuerza o el conocimiento para satisfacer cualquiera de las 14 necesidades básicas hasta que la persona pueda satisfacerlas por sí misma. Los cuidados de enfermería tendrán como objetivo restablecer esta independencia desde un punto de vista relacionado con el proyecto de investigación, el personal de enfermería pasaría a ser cubierto por un cuidador, ya sea este formal e informal que puede ser un familiar cercano, este sujeto pasaría a cumplir las funciones de cuidador hacia un adulto mayor, el cual requiere apoyo para satisfacer sus 14 necesidades fisiológicas en caso de requerirlo para obtener la mejor calidad posible para el adulto mayor o para ayudar al individuo sano o enfermo en la realización de actividades que contribuyan a su salud y su bienestar, recuperación o a lograr una muerte digna. Pastuña R 2020 (53).

El profesional enfermero tiene la capacidad para diagnosticar las necesidades individualizadas del paciente. Reafirma las 14 necesidades básicas del ser humano. Contempla 3 niveles de intervención tanto como: sustituta, ayuda o compañera. Además, el tema de la resiliencia y sobre carga del cuidador se centra a que el cuidador propiamente necesita tiempo por gozar también de buena salud, sabiendo llevar un buen control de sus necesidades ya descritas por Virginia Henderson, por lo cual es importante evitar a toda costa la sobrecarga en el cuidador, ya que afecta la salud tanto del cuidador como el adulto mayor bajo su cuidado y en un concepto más amplio también afecta a su entorno tanto familiar, social y laboral.

Teniendo en cuenta lo anterior, la teoría de Henderson V (24) influye demasiado en el trabajo de investigación ya que se tendrán en cuenta principalmente las actividades como:

- Movimientos y posturas
- Beber y comer adecuadamente
- Mantener la higiene corporal
- Actividades de recreación

La escala de Zarit es un instrumento donde se obtienen resultados sobre el nivel de carga o cansancio de los cuidadores de personas con demencia o dependencia, según lo expuesto por Zamora W 2021(54), está es una prueba auto administrada donde son valoradas dimensiones como capacidad de autocuidado, calidad de vida, red de apoyo social y otros.

Esta prueba consta de 22 ítems, en el cual se evalúa la frecuencia con valores entre 1 y 5, siendo que 1 es nunca, 2 rara vez, 3 algunas veces, 4 bastantes veces y 5 casi siempre. Al realizar la sumatoria de estos valores, el puntaje oscila en un rango entre 22 y 110 puntos, según los resultados se clasifica el nivel de sobrecarga del cuidador así: ausencia de sobrecarga, cuando obtiene una puntuación menor o igual a 46 puntos, sobrecarga ligera de 47 a 55 y sobrecarga intensa cuando el puntaje alcanzado es igual o superior a 56.

7. MARCO LEGAL

- Constitución Política de Colombia. Es la ley fundamental que rige nuestro país. Garantiza los derechos y libertades de las personas. Regula la organización y el ejercicio de los poderes del Estado 2022 (55).
- República de Colombia. Ministerio de protección social. Ley número 100 de 1993. Integral tiene por objeto garantizar los derechos irrenunciables de la persona y la comunidad para obtener la calidad de vida acorde con la dignidad humana, mediante la protección de las contingencias que la afecten (56).
- El Congreso de Colombia. Ley 33 de 2009. Define al cuidador familiar como "el cuidador familiar será la persona que siendo cónyuge, compañero o compañera permanente de la persona dependiente o teniendo un parentesco hasta el quinto grado de consanguinidad, tercero de afinidad o primero civil con la misma, demuestre que le presta ayuda" (57).
- El congreso de Colombia. Ley 266 de 1996. Tiene como fin dar cuidado integral de salud a la persona, a la familia, la comunidad y a su entorno; ayudar a desarrollar al máximo los potenciales individuales y colectivos, para mantener prácticas de vida saludables que permitan salvaguardar un estado óptimo de salud en todas las etapas de la vida (58).
- El congreso de Colombia. Ley 1090 de 2006, artículo 2 numeral 9 referido a la investigación con humanos y el respeto de la dignidad y el bienestar de las personas que participan con pleno conocimiento de la investigación. Igualmente, se asumió lo indicado en el artículo 50, el cual señala que las investigaciones realizadas por los profesionales de la psicología deben estar basadas de los principios éticos de respeto y dignidad, y salvaguardar el bienestar de los derechos de los participantes (59).

- El congreso de Colombia. Ley 1751 de 2015. por medio de la cual se regula el derecho fundamental a la salud dispone en su artículo 5 que el Estado es responsable de respetar, proteger y garantizar el goce efectivo de ese derecho, como uno de los elementos esenciales del Estado Social de Derecho, y en su artículo 10 enuncia como deberes de las personas los de "propender por su autocuidado, el de su familia y el de su comunidad" y de "actuar de manera solidaria ante situaciones que pongan en peligro la vida y la salud de las personas" (60).
- El congreso de Colombia. Ley 9 de 1979, destaca en su Título VII que corresponde al Estado como regulador en materia de salud, expedir las disposiciones necesarias para asegurar una adecuada situación de higiene y seguridad en todas las actividades y en su artículo 598 establece que, "toda persona debe velar por el mejoramiento, la conservación y la recuperación de su salud personal y la salud de los miembros de su hogar, evitando acciones y omisiones perjudiciales y cumpliendo las instrucciones técnicas y las normas obligatorias que dicten las autoridades competentes" (61).
- Congreso de Colombia. Ministerio de salud y protección social resolución número 005928 de 2016, por la cual se establecen los requisitos para el reconocimiento y pago del servicio de cuidador ordenado por fallo de tutela a las entidades recobrantes, como un servicio excepcional financiado con cargo a los recursos del Sistema General de Seguridad Social en Salud el ministro de salud y protección social (62).
- Congreso de la república de Colombia. Ley 911, en el capítulo I, artículo 4 expone los principios de la práctica de la enfermería, a saber: integralidad, individualidad, dialogicidad, calidad, continuidad y expresa que el proceso de cuidado está dirigido a la persona, familia y comunidad, lo cual demuestra claramente que la enfermería tiene un papel en la atención comunitaria (63).

8. DISEÑO METODOLOGICO

8.1 Tipo de estudio.

Para el desarrollo de este trabajo se utilizó un estudio cuantitativo descriptivo analítico transversal. Que busca conocer la sobrecarga del cuidador principal de pacientes con enfermedades crónicas. Para tal fin se realizará la recolección de la información en los meses de mayo y agosto del 2023, en la institución mencionada.

8.2 Población.

La población estuvo constituida por 120 cuidadores de pacientes pertenecientes al prestador complementario de salud en Montería Córdoba 20232.

8.3 Criterios de Inclusión.

- Cuidador informal de pacientes con enfermedades crónicas
- Persona mayor de edad (18 años)
- Cuidadores que presten los cuidados sin remuneración
- Cuidadores que tengan más de tres meses cuidando a pacientes con enfermedades crónicas.

8.4 Criterios de exclusión.

- Cuidador con problemas cognitivos conductuales
- Persona que no desean participar en el estudio.

8.5 Instrumentos para recolección de la información.

En la presente investigación se utilizaron dos instrumentos una encuesta sociodemográfica y la encuesta Test escala de carga de Zarit. Zamora W 2021(54).

8.5.1 Encuesta características sociodemográficas (Anexo 1).

La encuesta sociodemográfica fue elaborada por el grupo investigador la cual consta de ocho ítems o preguntas con información sobre el sexo, procedencia, escolaridad, estado civil, ocupación, estrato, relación con la persona que cuida y el número de horas que dedica al cuidado.

8.5.2 Escala Test carga de Zarit (Anexo 2).

El instrumento Test de carga del cuidador de Zarit. Se utilizó la versión española de Montorio y cols. Consta de 22 ítems que miden la carga percibida por el cuidador a través de la escala de Likert de 4 puntos, que va de 0 (nunca), 1 (Rara vez), 2 (Algunas veces), 3 (Bastantes veces), 4 (Casi siempre). Donde el entrevistado debe señalar la pregunta con que se siente identificado de acuerdo con las afirmaciones antes mencionadas. Sumando las 22 preguntas, se obtiene un índice único de carga con un rango de puntuación de 0 a 88 puntos.

Donde sí se obtiene una puntuación menor a 47 puntos no se presenta sobrecarga, con puntuaciones de 47 a 55 indican sobrecarga leve y puntuaciones mayores a 55 puntos indican sobrecarga intensa; con ello se identifica que si el cuidador informal tiene una puntuación mayor a 47 puntos se necesita modificar de forma urgente la manera de cuidar al familiar y este cuidador requiere ayuda cuanto antes, además si se obtienen puntuaciones superiores a 55 puntos existe un riesgo alto de enfermedades como la depresión y ansiedad.

El instrumento fue evaluado su consistencia interna que obtuvo un alfa de Cronbach de mayor o igual a 0.9, su grado de validez y confiabilidad 0.81 a 0.91 de intervalo con 65% de confianza.

8.6 Recolección y análisis estadístico:

Se solicitó la autorización a la dirección del prestador primario de salud donde se recolectara la información mediante los instrumentos antes mencionados, una vez obtenido este a cada posible participante en el presente estudio se le explicaron los objetivos del estudio y una vez comprendidos se procedió a la firma del consentimiento informado. Una vez diligenciado el consentimiento, se procedió al diligenciamiento de los dos instrumentos que comprenden el presente estudio. La información fue recolectada por el grupo investigador y su docente de investigación. Una vez aplicados los instrumentos a la muestra del estudio se realizó una base de datos en Excel 2013, en donde se incluyeron los datos obtenidos. Para el análisis de la información se utilizó un paquete estadístico SPSS versión 22, bajo licencia IBM que permitió analizar estadísticos descriptivos en frecuencias y porcentajes.

9. VARIABLES.

Tabla 1. Operacionalización de las variables.

VARIABLE (DEFINICIÓN)	DIMENSIONES	I1NDICADOR	ITEM	TIPO DE VARIABLE
FACTORES SOCIODEMOGRAFICOS DEL CUIDADOR: Enfatiza en la diversidad de aspectos que permiten a la persona interactuar con otras personas, para lo que es esencial la existencia de otros con conciencia de sí mismos, el lenguaje y la intención de comunicar. Es un componente esencial para la vida y el desarrollo humano al	FACTORES SOCIALES DEL CUIDADOR	ESTRATO	Estrato 1	CUANTITATIVA
			Estrato 2	
			Estrato 3	
			Estrato 4	
		OCUPACION	Hogar	CUALITATIVA
			Empleado	
			Trabajo independiente	
			Estudiante	
			Otros	
		ESCOLARIDAD	Primaria Incompleta	CUALITATIVA ORDINAL
			Primaria completa	
			Bachillerato incompleto	
			Bachillerato completo	
			Técnico	
			Universidad completa	

resultar imposible ser humano en solitario.			universidad incompleta	
	FACTORES DEMOGRAFICOS DEL CUIDADOR	SEXO	Femenino	CUALITATIVA DICOTÓMICA
			Masculino	
		ESTADO CIVIL	Soltero	CUALITATIVA
			Casado	
			Viudo	
			Unión libre	
CONDICIONES DE CUIDADO: Se refieren al contexto material en el que se lleva a cabo el cuidado del enfermo	CARACTERIZACIÓN DE LAS CONDICIONES DE CUIDADO.	NUMERO DE HORAS QUE UD. AL CUIDADO	DE 1 A 6 HORAS	CUANTITATIVA DISCRETA
			DE 6 A 12 HORAS	
			12 A 18 HORAS	
			18 A 24 HORAS	
		RELACION CON LA PERSONA CUIDADA:	ESPOSO (A)	CUALITATIVA
			MADRE	
			PADRE	
			HIJO	
			ABUELO	
			AMIGO (A)	
SOBRECARGA (Zarit)	GRADOS DE SOBRECARGA	AUSENCIA DE SOBRECARGA	(≤46)	CUANTITATIVA

El sufrimiento emocional, físico, social y económico que se produce como resultado de cuidar de un amigo o de un familiar con una enfermedad o discapacidad crónica.	Estado resultante de la acción de cuidar a una persona dependiente.	SOBRECARGA LIGERA	(47-55)	CUANTITATIVA
		SOBRECARGA INTENSA	(≥56)	CUANTITATIVA

10. CONSIDERACIONES ÉTICAS:

El presente estudio estableció sus lineamientos éticos según la resolución 008430 de octubre 4 de 1993, de acuerdo con esta resolución, por ser un estudio que involucró seres humanos, prevaleció el respeto a la dignidad y a la protección de sus derechos y su bienestar (64). Además, se tendrá en cuenta la declaración de Helsinki (65). La ejecución de este proyecto se iniciará una vez el comité de investigaciones de la facultad de enfermería de la Universidad del Sinú Elías Bechara Zainúm lo apruebe.

Los cuales se enmarcan en la consideración y respeto de las personas, el consentimiento para participación en el estudio, el evitar poner en riesgo a los informantes claves, la garantía en la protección de los datos, la responsabilidad y transparencia del grupo investigador.

Por otra parte, se consideraron los requisitos éticos planteados por Emanuel E (66) para las investigaciones en seres humanos:

Valor: Esta investigación contribuye al empoderamiento de la profesión de Enfermería, en cuanto permitirá identificar las significaciones imaginarias de la profesión y las áreas susceptibles de intervención, puede ser además un referente metodológico para el cumplimiento de las estrategias globales de liderazgo de la profesión.

Validez científica: El presente estudio es original, requirió mínima exposición de los participantes para su realización. Posee un diseño metodológico y proceso de análisis de datos valido.

Proporción favorable de riesgo beneficio: Se respetó la integridad física y emocional de los informantes claves; se garantizó la protección de datos, privacidad y confidencialidad de la información obtenida de las entrevistas a los participantes.

Para este fin no se utilizaron nombres propios, en su lugar se diseñó un sistema de numeración para las entrevistas, categorías e hipótesis que se obtuvieron.

Evaluación independiente: El estudio presentó responsabilidad social, la evaluación independiente se realizó por el comité evaluador de la facultad de Enfermería de la Universidad del Sinú Elías Bechara Zainúm y el prestador primario de salud.

Consentimiento informado: Se elaboró un consentimiento informado que informaba acerca de los objetivos del estudio, los posibles riesgos a que están expuestos y los beneficios de la investigación, con los elementos necesarios para tomar la decisión voluntaria sin coerción de participar. De igual manera se les explicó que el estudio se realizó únicamente con fines académicos.

Los autores declaran que no presentan conflictos de interés respecto a la elaboración, ejecución, autoría y posterior publicación de este proyecto.

11. RESULTADOS

11.1 Características socio demográfica

Participaron 120 cuidadores informales, de los cuales el sexo que predomino es el femenino con 77% (92) seguido del masculino con 23% (28), en cuanto a la procedencia la zona urbana con un 69% (83) seguido del rural con 31% (37), su escolaridad predomino el nivel de bachillerato con un 48.2% (58) seguido de técnico o más con el 32.5% (39) y por ultimo primaria con el 19.1 (23), el estado civiles predomino soltero con 36.6% (44), seguido de casado con un 31.8% (37) así mismo unión libre con 26.6% (32) y por ultimo separado/ viudo y otros 5.7% (7), en cuanto a la ocupación se observa con mayor predomino ama de casa con un 42.5% (51) seguido de trabajador independiente con un 27.5% (33) y así mismo empleado con un 22.5% (27) y por ultimo estudiante con un 7.5% (9), el estrato predominio el nivel 1 80% (96), seguido del nivel 2 con 19.1% (23) y por último el nivel 3 0.8%(1), en cuanto a la relación del cuidador informal y el paciente, se observó que el parentesco hijo predomino con el 58.3%(70), seguido Esposa (o) con el 15% (18) así mismo de madre o padre con el 11.6% (14) y abuelo o abuela con el 8.3% (10), en cuanto al número de horas que dedica el cuidador informal al cuidado de su familiar predomino el número de horas de 6 a 12 horas con 52.5% (63), seguido de 12 a 18 horas con 25.8% (31) así mismo de 1 a 6 horas con el 13.3% (16) y por último el número de horas de 18 a 24 horas con el 8.3% (10). (Tabla 1)

11.2. Grado de sobrecarga a nivel global

La sobrecarga del cuidador informal de la población, a nivel global según la escala de Zarit indica que 66% (79) de los cuidadores presentan ausencia de sobrecarga, seguido del 19% (23) con sobrecarga ligera y un 15% (18) sobrecarga intensa; con base a estos resultados obtenidos Zarit identifica que la población con sobrecarga ligera necesita modificar de forma urgente su forma de cuidar a la persona mayor y requiere ayuda cuanto antes; así mismo para la población con sobrecarga intensa presentan un alto riesgo de enfermar con depresión o ansiedad (Tabla 2).

11.3 Dependencia funcional relacionado con el número de horas dedicadas al cuidado del paciente crónico.

La dependencia funcional del paciente crónico se calculó mediante el número de horas que se dedican al cuidado; se observó que el mayor número de horas que se dedican son de 6 a 18 horas diarias al cuidado del paciente crónico, con esto se determina que la dependencia funcional del paciente es del 78% (94), seguido de 1 a 6 horas con dependencia funcional del 13% (16), y de 18 a 24 horas se observó una dependencia funcional del 8% (10). (Tabla 1).

11.4 Relación del sexo y sobrecarga

La relación a la sobrecarga con el sexo se observó que el sexo femenino presento sobrecarga ligera e intensa 27.5% (33) comparación al sexo masculino sobrecarga ligera e intensa 6.6% (8). (Tabla 3)

11.5 Relación de la procedencia (urbana/rural) y sobrecarga

La relación a la sobrecarga con la procedencia (urbana/rural) se observó que la procedencia que presento mayor sobrecarga ligera e intensa es la zona urbana 20.8% (25) comparación con la zona rural con el 13.3% (16). (Tabla 4)

11.6 Relación de la escolaridad de con la sobrecarga

La relación a la sobrecarga con la escolaridad se observó que el nivel bachiller presento mayor sobrecarga ligera e intensa 16.6% (20), seguido técnico o más 9.1% (11). Y primaria incompleta 8.3% (10). (Tabla 5).

11.7 Relación del estado civil y la sobrecarga

La relación a la sobrecarga con el estado civil se observó soltero presento mayor sobrecarga ligera e intensa 11.6% (14), seguido unión libre 8.3% (10). (Tabla 6)

11.8 Relación de la ocupación y la sobrecarga.

La relación sobrecarga con la ocupación se observó que ama de casa presento mayor sobrecarga ligera e intensa 19.1% (23), seguido trabajador independiente 8.3% (10). Y empleado 5% (6). Tabla (7)

11.9 Relación del estrato y la sobrecarga

La relación a la sobrecarga con el estrato se observó que el estrato 1 presenta mayor sobrecarga ligera e intensa 27.5% (33), Y nivel 2 con 5.8% (7). Tabla (8)

11.2.1 Relación con la persona cuidada y la sobrecarga

La relación a la sobrecarga con la persona cuidada se observó que hijo presento mayor sobrecarga ligera e intensa 20.8% (25), Y esposo/a 5.8% (7). Tabla (9)

11.2.2. Relación número de horas dedicadas al cuidado y la Sobrecarga

La relación a la sobrecarga con el número de horas dedicadas al cuidado se observó que 6-12 horas presento mayor sobrecarga ligera e intensa 18.3% (22), Y 12-18 horas 14.1% (17). (Tabla 10)

12. DISCUSIÓN

La sobrecarga del cuidador informal en pacientes con enfermedades crónicas es un fenómeno que ha ganado una creciente atención en el ámbito de la salud y el bienestar. Las enfermedades crónicas, caracterizadas por su larga duración y la necesidad de atención continua, impactan no solo en la vida de quienes las padecen, sino también en la de sus cuidadores informales. A medida que el envejecimiento de la población y la prevalencia de enfermedades crónicas aumentan, es crucial comprender los desafíos físicos, emocionales y sociales a los que se enfrentan estos cuidadores (8), en este contexto la presente investigación encontró a nivel global que la sobrecarga que presentan los cuidadores informales es ausencia de sobrecarga con 66%, seguido de sobrecarga ligera 19% y por último el 15% con sobrecarga, similar a lo encontrado por Flores R 2020 (67), donde muestra que a nivel global en su estudio el 99% de su población estudiada presento ausencia de sobrecarga y el 1% sobrecarga ligera. Contrario a lo encontrado en el estudio de Rivas G 2022 (68), donde el 100% de la población estudiada presento sobrecarga ligera; así mismo reporta Amador C 2020 (69) que a nivel global su población estudiada el 74% presento sobrecarga ligera.

Así mismo en la cualificación de la escala de Zarit para aquellos pacientes que presentan sobrecarga ligera con puntuaciones mayores a 47 puntos necesitan modificar de forma urgente la manera de cuidar al adulto mayor y requieren ayuda. Además, aquellos pacientes que presentaron sobrecarga intensa tienen alto riesgo de presentar enfermedades depresivas y ansiedad. (54)

En cuanto a la dependencia funcional del paciente crónico se estableció una relación mediante el número de horas que dedica el cuidador informal a su cuidado integral observando que los pacientes que tienen mayor dependencia funcional son aquellos que ameritan un cuidado entre 6 a 18 horas, estableciendo una dependencia funcional del 79%, seguido de una dependencia funcional del 13% requiriendo de 1 a 6 horas de cuidado, así mismo el 8% de dependencia funcional requiere cuidado de 18 a 24 horas de cuidado; diferente a lo encontrado en el estudio de Vega D donde informa que la dependencia funcional de los pacientes con enfermedades crónicas es de un 52.6% (70) Similar, al estudio de Vega M donde encontró que el 45.7% de su población estudio presento dependencia funcional moderada (71).

Aunque el envejecimiento de las poblaciones humanas es un fenómeno universal, los cambios demográficos están ocurriendo a un ritmo más acelerado que en otros países debido a la extraordinaria disminución en la fertilidad y al aumento de la esperanza de vida. Estas transformaciones se acompañan de la existencia de personas necesitadas de cuidados producto de la dependencia que genera la presencia de una enfermedad incapacitante, como las enfermedades crónicas (12,28,35).

En este contexto, el cuidador informal es, principalmente, el que ayuda a cubrir las necesidades que su familiar no puede satisfacer por sí mismo. Vive el proceso con elevados niveles de estrés, una gran percepción de carga que, en ocasiones, prolifera a diversas áreas de la vida con serias consecuencias para su salud (24,46).

En lo que respecta a las características sociodemográficas la población encuestada se observó que el género que predomino es el femenino con un 76,6%, caso similar a los hallazgos de Zepeda P (72), en donde el 74.4% son de género femenino, asi como en la investigación de Flores R (63), donde el 68.8% son femeninos.

De acuerdo a la escolaridad de los encuestados predomino el nivel de media básica (bachillerato) 40,8%, con un diferente al estudio de Carrion D (73) donde el 56% de la población tiene escolaridad de educación superior, otro estudio diferente fue la investigación de Tomala J donde predomino la primaria con un 83% (74), estudio similar fue el de Guaman P donde predomino el nivel de media básica con un 25,9% (75).

Respecto al estado civil de los encuestado predomino la población soltera 36,6%, estudio similar fue el de Villalobos G, Pichardo M con un 33.3% (76) diferente al estudio realizado por Rivas G, Tapahuasco K con un 48,3% (64), Otro estudio diferente fue el de Agudelo M, Ayala M, Moreno M, Salón C, con un 50%, (77).

Respecto a la ocupación de los encuestados predomino el hogar con un 42.5%, diferente al estudio de Hernández A donde el 50% de la población es pensionada (78), diferente al estudio realizo por Flores R con un 45.16% (63), otro estudio diferente fue el de Navarrete A, donde predomino los estudiantes con un 25% (79).

De acuerdo con la relación con la persona cuidada predomino Hijo con un 58%, a diferencia con el estudio realizado por Hernández A, donde predomino esposo(a) con un 50% (74), otro estudio diferente Guaman P, donde el parentesco que mayor relevancia fue otros con un 32,9% (80).

De acuerdo con el número de horas dedicadas a cuidar el paciente, fue de 6 a 12 horas con 52,5%, un similar al estudio de Romero E con un 52,7% (81), diferente al estudio encontrado de Tomala J, menos de 8 horas con 45% (82), otro estudio diferente fue el de Zepeda A, en donde predomino 24 horas con 72,97% (83).

Finalmente, una de las fortalezas evidenciadas en este estudio es ser pionero en el departamento de Córdoba en medir el nivel de dependencia funcional de paciente crónico con su cuidador, además de realizar la asociación estadística entre las características sociodemográficas y los niveles de sobrecarga según el test de Zarit

13. LIMITACIONES.

La entidad donde se recolecto la información o se aplicó el instrumento no permitió que el investigador tuviera un mayor acercamiento con los cuidadores; debido a que ellos se encontraban acompañando a sus familiares a una cita medica.

14. CONCLUSIONES

La sobrecarga del cuidador informal en el prestador primario de salud, a nivel global presentaron ausencia de sobrecarga, debido a las actividades complementarias intra y/o extra institucional que realiza el prestador primario de salud a su comunidad, cabe resaltar que un pequeño porcentaje de la población descrita en los resultados presento sobrecarga ligera que amerita modificar de forma urgente su forma de cuidar y requiere ayuda; así mismo otro pequeño porcentaje presento sobrecarga intensa los cuales están alto riesgo de padecer enfermedades como depresión o ansiedad.

La dependencia funcional del paciente crónico en su cuidador se estableció mediante el número de horas que emplea el cuidador informal a su cuidado donde existe relación una dependencia funcional del 79%.

Los resultados permitieron cumplir los objetivos de estudio e identificar una correlación positiva entre las competencias del cuidar y la sobrecarga del cuidador informal, que se puede interpretar “a mayores competencias del cuidar menor el nivel de sobrecarga”. Estos hallazgos evidencian que el cuidador informal y prestador primario de salud tiene diversas competencias, además habilidades para ejercer de forma óptima sus roles de cuidadores y prestadores de servicios de salud y por ende tener la capacidad de afrontar situaciones de sobrecarga.

Por lo tanto, los resultados de este estudio aportan conocimiento para generar estrategias educativas de enfermería para aumentar las competencias del cuidar y con ello disminuir la sobrecarga de los cuidadore y el riesgo de desarrollar enfermedades como la depresión o ansiedad y así prevenir complicaciones en las personas que están a su cuidado.

15. RECOMENDACIONES

Para la práctica: Crear grupos de autoayuda conformados por los cuidadores informales, con la finalidad de que compartan experiencias, pensamientos y sentimientos, para superar los miedos, solventar las dudas y encontrar y proporcionar apoyo.

Para la enfermería: Promover e incentivar la capacitación de los cuidadores, en los cuidados que debe recibir el paciente según su patología y concientizar a los familiares sobre la calidad de atención que debe recibir el paciente.

Crear un plan de visitas domiciliarias dirigido a los cuidadores de los adultos mayores dependientes con el fin de llevar un seguimiento en el estado de salud en que se encuentra el cuidador.

Institución de salud: Organizar una ruta de atención de fácil acceso para el cuidador que este encaminada en la entrega de medicamentos o insumos necesarios que requiere el adulto mayor dependiente

Distribuir las responsabilidades de cuidado entre los miembros de la familia con el propósito de disminuir o prevenir la presencia de sobrecarga.

Fomentar en lo mayor posible la independencia y autonomía del adulto mayor dependiente.

Para la investigación: En los próximos estudios se podría medir la sobrecarga subjetiva y objetiva de cuidador informal, con ello obtener un análisis más amplio del fenómeno en estudio.

16. BIBLIOGRAFÍA

1. Organización mundial de la salud 2021; envejecimiento y salud. (Consultado marzo 23 de 2023). Disponible en: https://www.who.int/es/news-room/fact-sheets/detail/ageing-and-health

2. Pardo Y, Chaparro L, Carreño S. Plan de negocio de intervenciones de enfermería: programa "cuidando a los cuidadores". Rev. Cuidarte. 2022; (Consultado marzo 23 de 2023). Disponible en: http://dx.doi.org/10.15649/cuidarte.1994

3. Guato P, Mendoza S. Autocuidado del cuidador informal de personas mayores en algunos países de Latinoamérica: Revisión descriptiva. Art. 2022. (Consultado marzo 23 de 2023). Disponible en: http://www.scielo.edu.uy/pdf/ech/v11n2/2393-6606-ech-11-02-e2917.pdf

4. Fernández B, Herrera S. Health effects of dependent older people caregiving by family members. Rev. 2020. (Consultado marzo 23 de 2023). Disponible en: https://www.scielo.cl/pdf/rmc/v148n1/0717-6163-rmc-148-01-0030.pdf

5. Cárdenas D. Síndrome de sobrecarga y calidad de vida del cuidador de pacientes con discapacidad en el primer nivel de atención. MS thesis. Universidad Técnica de Ambato/Facultad de Ciencias de la Salud/Centro de Posgrados 2022. (Consultado marzo 24 de 2023). Disponible en: https://repositorio.uta.edu.ec/bitstream/123456789/34900/1/%c3%a1rdenas_paredes_diana_ver%c3%b3nica.pdf

6. Abdellatif O, Abderrahmane A, Fatiha C. Assessment of the burden placed on caregivers of patients with dementia using the ZARIT-MOR scale in Morocco 2022. (Consultado marzo 26 de 2023). Disponible en: https://ibdigital.uib.es/greenstone/sites/localsite/collect/medicinaBalear/index/assoc/AJHS_Med/icina_Ba/lear_202/3v38n2p0/31.dir/AJHS_Medicina_Balear_2023v38n2p031.pdf
7. Martínez S. Síndrome de sobrecarga del cuidador informal 2020. (Consultado marzo 26 de 2023). Disponible en: https://scielo.isciii.es/pdf/ene/v14n1/1988-348X-ene-14-1-e14118.pdf

8. Murillo D, Fernández E, Velasco E. Cuidados al paciente crónico y gestión de casos en enfermería 2019. (Consultado marzo 29 de 2023). Disponible en: https://www.editdiazdesantos.com/wwwdat/pdf/9788490522196.pdf

9. Celeiro T, Galizzi. M. Calidad de vida en adultos mayores entre 70 a 85 años institucionalizados y no institucionalizados de la ciudad de Nogoyá. 2019. (Consultado marzo 29 de 2023). Disponible en: https://repositorio.uca.edu.ar/bitstream/123456789/9721/1/calidad-vida-adultos-mayores-70.pdf

10. Ulloa O, Martínez L, Hernández K, Fernández L. Síndrome de inmovilidad en adultos mayores del Policlínico Bernardo Posse del municipio San Miguel del Padrón 2019. (Consultado marzo 29 de 2023). Disponible en: http://scielo.sld.cu/pdf/gme/v21n3/1608-8921-gme-21-03-30.pdf

11. Menéndez T, Génesis L, Caicedo L. "El estrés como factor principal del síndrome del cuidador en los representantes de las personas con discapacidad

de la fundación FADINNAF 2019. Rev. (Consultado marzo 29 de 2023). Disponible en: https://www.eumed.net/rev/caribe/2019/01/estres-sindrome-cuidador.html

12. Aguinaga S, Pérez D. Duelo y el duelo complicado: Una revisión de la literatura científica en el tiempo. Rev. 2022. (Consultado marzo 29 de 2023). Disponible en: file:///C:/Users/ORHEX/AppData/Local/Microsoft/Windows/INetCache/IE/R39OOFW4/210-Texto%20del%20art%C3%ADculo-896-2-10-20220103[1].pdf

13. González C. Dimensiones de personalidad y su relación con el bienestar psicológico en cuidadores de personas con discapacidad 2022. (Consultado junio 12 de 2023). Disponible en: https://repositorio.uta.edu.ec/bitstream/123456789/34782/1/Gonzalez%20Catota%20Carla%20Mariela%20-%20Repositorio.pdf

14. Serra M. Las enfermedades crónicas no transmisibles y la pandemia por COVID-19. Art 2020. (Consultado junio 12 de 2023). Disponible en: https://www.medigraphic.com/pdfs/finlay/fi-2020/fi202c.pdf

15. Noa Y, Coll J, Echemendia A. Atividade física no adulto mais velho com doenças crónicas não transmissíveis. Rev Podium 2021 . Art. (Consultado junio 19 de 2023). Disponible en: http://scielo.sld.cu/pdf/rpp/v16n1/1996-2452-rpp-16-01-308.pdf

16. Arias C, Muñoz M. Calidad de vida y sobrecarga en cuidadores de escolares con discapacidad intelectual 2019. (Consultado junio 19 de 2023). Disponible en: http://www.scielo.org.ar/pdf/interd/v36n1/v36n1a17.pdf

17. Hernández J, Jiménez A, Pérez I. Trascendencia de la comunicación en la calidad de vida del adulto mayor en el distanciamiento social por COVID-19. Revista 2022. (Consultado junio 19 de 2023). Disponible en: https://www.revistadecomunicacionysalud.es/index.php/rcys/article/view/288/356

18. De La Serna J, Moreno A, Cremaschi F. Enfermedad de Parkinson: últimas etapas 2020. Libro. (Consultado junio 28 de 2023). Disponible en: https://books.google.es/books?hl=es&lr=&id=w0YQEAAAQBAJ&oi=fnd&pg=PT3&dq=+Enfermedad+de+parkinson:+%C3%BAltimas+etapas&ots=vI6AYvXYgk&sig=oHBbV_DRIhhzXMMWVGc8GjbCFrY#v=onepage&q=Enfermedad%20de%20parkinson%3A%20%C3%BAltimas%20etapas&f=false

19. Menéndez T, Génesis L, Caicedo L. "El estrés como factor principal del síndrome del cuidador en los representantes de las personas con discapacidad de la fundación FADINNAF 2019. Rev. (Consultado junio 30 de 2023). Disponible en: https://www.eumed.net/rev/caribe/2019/01/estres-sindrome-cuidador.html

20. Cárdenas C. Atención Primaria de Salud. Acercamiento a familias de pacientes con cáncer de mama. Revista 2021. (Consultado agosto 2 de 2023).

Disponible en: https://psicologiacientifica.com/atencion-primaria-familias-pacientes-con-cancer/

21. Rabelo A. Factores Asociados al Bienestar psicológico de Cuidadores de personas con discapacidad. Artículo de investigación (Psicología), Facultad de Ciencias Humanas, Sociales y de la Educación, Pereira, 2022. (Consultado el 03 de agosto de 2023). Disponible en: https://repositorio.ucp.edu.co/bitstream/10785/12061/1/DDMPSI404.pdf

22. Sas c. ¿cuáles fueron las principales causas de muerte Colombia 2022? 2023 (Consultado el 03 de agosto de 2023). Disponible en: https://consultorsalud.com/principales-causas-muerte-colombia-2022/

23. García Y, Arias E, Salazar A. Predictores de la calidad de vida en cuidadores de pacientes con enfermedad crónica. Revista 2022. (Consultado el 03 de agosto de 2023). Disponible en: https://dialnet.unirioja.es/servlet/articulo?codigo=8801244

24. Cruz L. Sobrecarga del cuidador y apoyo social percibido en cuidadores de adultos mayores 2022. (Consultado el 03 de agosto de 2023). Disponible en: https://repositorio.ucv.edu.pe/bitstream/handle/20.500.12692/95004/Cruz_BLJ-SD.pdf?sequence=4&isAllowed=y

25. Henderson V. Definición de enfermería y los 14 componentes de la atención de enfermería 2008. (Consultado el 03 de agosto de 2023). Disponible en: https://slsu-coam.blogspot.com/2008/09/definition-of-nursing-and-14-components.html?m=1

26. Doicela R, Jara P. Búsqueda de la autonomía de enfermería desde la mirada de virginia Henderson. 2020. (Consultado el 08 de agosto de 2023). Disponible en: https://revistas.uta.edu.ec/erevista/index.php/enfi/article/view/975/906

27. Elso R, Solís L. El proceso de atención de enfermería en urgencias extra hospitalarias. (Consultado el 08 de agosto de 2023). Disponible en: https://www.codem.es/Adjuntos/CODEM/Documentos/Informaciones/Publico/9e8140e2-cec7-4df7-8af9-8843320f05ea/8c06b7e5-ca29-40c6-ab63-f84959a87362/c618e862-974d-4faf-8093-66eae984e3da/TRABAJO_CONGRESO_GRAFICA_AJUSTADA.pdf

28. Arias E, Carreño S, Chaparro O. Incertidumbre ante la enfermedad crónica. Revisión integrativa. 2019. (Consultado el 20 de agosto de 2023). Disponible en: https://bibliotecadigital.udea.edu.co/bitstream/10495/21358/1/AriasEdier_2019_IncertidumbreEnfermedadCr%c3%b3nica.pdf

29. Sierra L, Montoya R, García M, López M, Montalvo A. Experiencia del Cuidador familiar con los cuidados paliativos y al final de la vida. 2019. (Consultado agosto 12 de 2023). Disponible en: https://scielo.isciii.es/scielo.php?pid=S1132-12962019000100011&script=sci_arttext

30. Guerrero D, Carreño S, Chaparro L. Sobrecarga del cuidador familiar en Colombia: revisión sistemática exploratoria. Rev. 2023. (Consultado agosto 12 de 2023). Disponible en: https://revistacolombianadeenfermeria.unbosque.edu.co/index.php/RCE/article/view/3754/3554

31. Aguado E. Perfil del cuidador del paciente con Enfermedad Renal Crónica: una revisión de la literatura. Enferm Nefrol 2019. (Consultado agosto 12 de 2023). Disponible en: https://scielo.isciii.es/pdf/enefro/v22n4/2255-3517-enefro-22-04-352.pdf

32. Esquivel N, Carreño S, Chaparro Lorena. Rol del cuidador familiar novel de adultos en situación de dependencia: scoping review. Revista 2021. (Consultado agosto 12 de 2023). Disponible en: http://www.scielo.org.co/pdf/cuid/v12n2/2346-3414-cuid-12-2-e1368.pdf

33. Baracaldo H, Naranjo A, Medina V. Nivel de dependencia funcional de personas mayores institucionalizadas en centros de bienestar de Floridablanca (Santander, Colombia). 2019 (Consultado mayo 15 de 2023). Disponible en: https://scielo.isciii.es/scielo.php?script=sci_arttext&pid=s1134-928x2019000400163#:~:text=seg%c3%ban%20la%20organizaci%c3%b3n%20mundial%20de,de%20los%20m%c3%a1rgenes%20normales%e2%80%9d2.

34. Salinas A, Manrique B, Montañez C. Efecto de la sobrecarga del cuidador en la asociación entre discapacidad y calidad de vida en adultos mayores. 2022.

(Consultado mayo 16 de 2023). Disponible en: https://www.medigraphic.com/pdfs/salpubmex/sal-2022/sal225h.pdf

35. Zuluaga M, Galeano M, Giraldo C, Vélez V, Sánchez S, et al. Significados del cuidado construidos por cui-dadores de personas mayores. Rev. 2021. (Consultado mayo 16 de 2023). Disponible en: https://revistas.ufps.edu.co/index.php/cienciaycuidado/article/view/2741/2954

36. Rivera M, Guerrero V. Calidad de vida en cuidadores de pacientes con lesión medular. Una revisión documental. 2021. (Consultado mayo 16 de 2023). Disponible en: http://repositorio.uan.edu.co/bitstream/123456789/2158/1/2020MarianaAlexandraRiveraFranco.pdf

37. Martínez L, Llantá M. Carga del cuidador en cuidadores informales primarios de pacientes con cáncer de cabeza y cuello. Rev. 2019. (Consultado mayo 18 de 2023). Disponible en: http://scielo.sld.cu/pdf/rhcm/v18n1/1729-519X-rhcm-18-01-126.pdf

38. Mora B. Carga, depresión y facilismo en cuidadores informales colombianos de pacientes con esquizofrenia y pacientes con demencia. 2020. (Consultado mayo 16 de 2023). Disponible en: https://www.researchgate.net/profile/Belvy-Mora-Castaneda/publication/357057458_carga_depresion_y_familismo_en_cuidadores_informales_colombianos_de_pacientes_con_esquizofrenia_y_pacientes_con_demencia_1/links/61ba0d08fd2cbd7200a17c08/carga-depresion-y-

familismo-en-cuidadores-informalescolombianos-de-pacientes-con-esquizofrenia-y-pacientes-con-demencia-1.pdf

39. Soriano I, Castrejón R, Ávila L. León M, Toledano L, et al. Sobrecarga del cuidador primario de pacientes con cáncer terminal. 2022. (Consultado mayo 19 de 2023). Disponible en: https://www.medigraphic.com/pdfs/atefam/af-2022/af222c.pdf

40. Navarro M, Medina P, Hernández R, Correa S, Peralta S, Rubí M. Grado de Sobrecarga y Caracterización de Cuidadores de Personas Adultas Mayores con Diabetes Mellitus tipo 2. 2019 (Consultado mayo 20 de 2023). Disponible en: https://revistas.um.es/eglobal/article/view/361401/271401

41. García A. El cuidado de las personas mayores dependientes y el estrés del cuidador. Trabajo de grado. Universidad de cantabria. Facultad de enfermería 2019. (Consultado mayo 30 de 2023). Disponible en: https://repositorio.unican.es/xmlui/bitstream/handle/10902/16476/GarciaPooAna.pdf?sequence=1&isAllowed=y

42. Hurtado D, Losardo R, Bianchi R. Salud plena e integral: un concepto más amplio de salud. Art. 2021. (Consultado mayo 30 de 2023). Disponible en: https://www.ama-med.org.ar/uploads_archivos/2147/Rev-1-2021_pag-18-25_Losardo.pdf

43. Secretaría Distrital de Salud – SDS Información sobre afiliación al sistema general de seguridad social en salud. 2023 (Consultado mayo 30 de 2023). Disponible en: https://bogota.gov.co/servicios/guia-de-tramites-y-servicios/informacion-sobre-afiliacion-al-sistema-general-de-seguridad-social-en-salud

44. Tinoco A. Definición de cáncer: una controversia científica entre el paradigma ortodoxo y el crítico en oncología. Art 2019. (Consultado mayo 30 de 2023). Disponible en: https://revistas.unbosque.edu.co/index.php/rcfc/article/view/2271/2210

45. Pastora G, Ruperti J, Schwerzmannb Adultos con cardiopatía congénita durante la pandemia de COVID-19: ? población de riesgo?. Art 2020. (Consultado agosto 2 de 2023). Disponible en: https://www.ncbi.nlm.nih.gov/pmc/articles/PMC7386304/pdf/main.pdf

46. Canchos M. Factores relacionados a accidente cerebrovascular en pacientes atendidos por emergencia del Hospital Nacional arzobispo Loayza – 2018. Tesis Universidad Nacional Mayor de San Marcos 2019. (Consultado agosto 4 de 2023). Disponible en: http://38.43.142.130/bitstream/handle/20.500.12672/10368/Canchos_cm.pdf?sequence=3&isAllowed=y

47. Urbina Y, Carrera G, Quintana O, Guama L. Actividad y tratamiento de la artritis reumatoide. Rev. 2020. (Consultado agosto 6 de 2023). Disponible en: http://scielo.sld.cu/pdf/rcur/v22n3/1817-5996-rcur-22-03-e856.pdf

48. Organización mundial de la salud. Plan de acción mundial para la prevención y el control de las enfermedades no transmisibles 2013-2020. (Consultado agosto 4 de 2023). Disponible en: https://www.asivamosensalud.org/actualidad/enfermedades-cronicas-una-epidemia-segun-la-oms#:~:text=Pandemia%20medicalizada&text=Cardiovasculares%20(por%20ejemplo%2C%20los%20infartos,poblaci%C3%B3n%20de%20todo%20el%20mundo.

49. Lorca M, Candia C. Envejecimiento, discapacidad motriz y exclusión. Rev. 2021 (Consultado 6 de agosto 2023). Disponible en: http://revistascientificas.filo.uba.ar/index.php/runa/article/view/8197/9201

50. Zapata M, Montoya V, Rodríguez L, Foronda L. Experiencias y formación de cuidadores informales de pacientes en el municipio de Envigado. 2019. (Consultado 6 de agosto 2023). Disponible en: https://repository.ces.edu.co/bitstream/handle/10946/4856/1010030559_2020.pd;jsessionid=ECB3F0B496A46AB0F78867B88449BD64?sequence=5

51. Bedoya J. Factores de riesgo y protectores que inciden en el bienestar psicológico de cuatro cuidadoras familiares de adultos mayores en estado de

dependencia funcional en el municipio de Carepa, Antioquia 2022. (Consultado 6 de agosto 2023). Disponible en: https://bibliotecadigital.udea.edu.co/bitstream/10495/31018/1/BedoyaJhon_2022_CuidadorAdultoMayor.pdf

52. Falcone L. Relación entre las características personales y el nivel de autocuidado según el grado de carga de cuidadores a cargo de enfermo crónico de una Institución Provincial de la Ciudad de Rosario 2021. (Consultado 8 de agosto 2023). Disponible en: http://biblioteca.puntoedu.edu.ar/bitstream/handle/2133/24645/PTE2280-FalconeC-2021.pdf?sequence=3&isAllowed=y

53. Pastuña R, Jara P. Pastuña R/Enfermería Investiga, Investigación, Vinculación, Docencia y Gestión-Vol. 5 No 4 2020. Búsqueda de la autonomía de Enfermería desde la mirada de Virginia Henderson. Rev. 2020. (Consultado 10 de agosto 2023). Disponible en: https://revistas.uta.edu.ec/erevista/index.php/enfi/article/view/975/906

54. Zamora W, Figueroa DC. Uso indiscriminado del instrumento Zarit en cuidadores de pacientes crónicos no geriátricos ni demenciales. Art 2021. (Consultado 11 de agosto 2023). Disponible en: https://revistas.unab.edu.co/index.php/medunab/article/view/4059/3451

55. Constitución política de Colombia 20 de julio; 1991. (consultado julio 28 de 2023). Disponible en: http://www.secretariasenado.gov.co/constitucion-politica

56. República de Colombia. Ministerio de protección social. Ley número 100 de 1993. (consultado julio 28 de 2023). Disponible en: https://www.minsalud.gov.co/sites/rid/lists/bibliotecadigital/ride/de/dij/ley-100-de-1993.pdf

57. El Congreso de Colombia. Ley 33 de 2009. (consultado julio 28 de 2023). Disponible en: https://vlex.com.co/vid/proyecto-ley-senado-451467698

58. El congreso de Colombia. Ley 266 de 1996. (consultado julio 28 de 2023). Disponible en: https://www.mineducacion.gov.co/1759/articles-105002_archivo_pdf.pdf

59. El congreso de Colombia. Ley 1090 de 2006. (consultado julio 28 de 2023). Disponible en: https://www.funcionpublica.gov.co/eva/gestornormativo/norma.php?i=66205

60. El congreso de Colombia. Ley 1751 de 2015. (consultado julio 28 de 2023). Disponible en: https://www.minsalud.gov.co/normatividad_nuevo/ley%201751%20de%202015.pdf

61. El congreso de Colombia. Ley 9 de 1979. (consultado julio 28 de 2023). Disponible en: https://www.minsalud.gov.co/normatividad_nuevo/ley%200009%20de%201979.pdf

62. El ministro de salud y protección social. Resolución 005928 de 2016(consultado julio 28 de 2023). Disponible en: https://www.minsalud.gov.co/sites/rid/Lists/BibliotecaDigital/RIDE/DE/DIJ/resolucion-5928-de-2016.pdf

63. Congreso de la república de Colombia. Ley 911 de 2004 código de deontología de la profesión de enfermería. Disponible en http://www.secretariasenado.gov.co/senado/basedoc/ley_0911_2004.html

64. República de Colombia. Ministerio de la protección social. Resolución número 8430 de 1993. Por la cual se establecen las normas científicas, técnicas y administrativas para la investigación en salud. (Consultado 26 agosto de 2021). Disponible en: https://www.minsalud.gov.co/sites/rid/Lists/BibliotecaDigital/RIDE/DE/DIJ/RESOLUCION-8430-DE-1993.PDF

65. Declaración de Helsinki de la asociación médica mundial (2013), sección principios éticos para las investigaciones médicas en seres humanos, párrafos 17 a 23. Disponible en: https://www.wma.net/es/policies-post/declaracion-de-

helsinki-de-la-amm-principios-eticos-para-las-investigaciones-medicas-en-seres-humanos/

66. Emanuel E. Qué hace que la investigación clínica sea ética. Siete requisitos éticos. (Consultado abril 26 de 2021). Disponible en: https://www.bioeticacs.org/iceb/seleccion_temas/investigacionEnsayosClinicos/Emanuel_Siete_Requisitos_Eticos.pdf

67. Flores R. Impacto del síndrome de sobrecarga del cuidador primario de pacientes geriátricos en la funcionalidad familiar en pacientes de la UMF 244 Ferrocarriles. Universidad nacional autónoma de México. 2020. (Consultado 24 agosto 2023). Disponible en: https://ru.dgb.unam.mx/bitstream/20.500.14330/TES01000806762/3/0806762.pdf

68. Rivas G, Tapahuasco K. Sobrecarga del cuidador familiar de pacientes con enfermedad crónica que acuden al Centro de Salud Raúl Porras Barrenechea – Carabayllo. Universidad Cesar Vallejo. 2022. (Consultado agosto 24 2023). Disponible en: Rivas MGDJ-Tapahuasco VKD - SD.pdf (ucv.edu.pe)

69. Amador C, Puello E, Valencia N. Características psicoafectivas y sobre carga de los cuidados informales de pacientes oncológicos terminales Montería, Colombia. Rev. Cubana de salud pública. 2020; 46 (1): 14 63. (Consultado agosto 24 2023). Disponible en: https://www.scielosp.org/pdf/rcsp/2020.v46n1/e1463/es

70. Vega D, Ruiz A, Vaillant T. Carga en cuidadores informales primarios en personas adultas en enfermedades neurológicas crónicas. Rev. Cubana Salud Publica 2019; 15 (2): e1510. (Consultado 7 septiembre 2023). Disponible en: https://www.scielosp.org/pdf/rcsp/2019.v45n2/e1510/es

71. Vega M. Sobrecarga del Cuidador Familiar y Grado de Dependencia Funcional del Paciente con Enfermedad Vascular Cerebral, Hospital La Caleta, Chimbote, Universidad Cesar Vallejo Perú 2021. (Consultado 7 septiembre 2023). Disponible en: https://repositorio.ucv.edu.pe/bitstream/handle/20.500.12692/73310/Vega_AMR-SD.pdf?sequence=1&isAllowed=y

72. Zepete P, Muños C. Sobrecarga en cuidadores principales de adultos mayores con dependencia severa en atención primaria de salud. 2019; 30 (1): (Consultado agosto 30 2023). Disponible en: https://scielo.isciii.es/pdf/geroko/v30n1/1134-928X-geroko-30-01-00002.pdf

73. Carrion D. Nivel de sobrecarga del cuidador primario de pacientes oncológicos del hospital regional docente clínico quirúrgico. Universidad nacional de callao 2019. (Consultado agosto 30 2023). Disponible en: http://repositorio.unac.edu.pe/bitstream/handle/20.500.12952/5379/ROMERO%2c%20MIUEL%2c%20FALCON%20FCS%202DA%20ESPE%202019.pdf?sequence=1&isAllowed=y

74. Tomala J. Sobrecarga del cuidador en familiares de personas adultos mayores con enfermedades crónicas no transmisibles. comuna bambil collao, 2021. Universidad estatal península de santa elena. Trabajo de investigación. (Consultado agosto 31 2023). Disponible en: https://repositorio.upse.edu.ec/bitstream/46000/7130/1/UPSE-TEN-2022-0029.pdf

75. Guaman P. "Evaluación de la sobrecarga al cuidador de pacientes discapacitados a través de Zarit y Gijón, centro de salud n°1 Ibarra, 2018. Universidad técnica del norte. Trabajo de grado. (Consultado agosto 31 2023). Disponible en: http://repositorio.utn.edu.ec/bitstream/123456789/9342/2/06%20ENF%201042%20TRABAJO%20GRADO.pdf

76. Villalobos G, Pichardo M. Sobrecarga del cuidador primario de niños y niñas con enfermedad onco-hematológica que asiste a la asociación de lucha contra el cáncer infantil en el 2019. (Consultado agosto 31 2023). Disponible en: https://www.kerwa.ucr.ac.cr/bitstream/handle/10669/88029/FINAL%20TFG.pdf?sequence=1&isAllowed=y

77. Agudelo M, Ayala M, Moreno M, Salón C. Nivel de sobrecarga del cuidador primario de familiar diagnosticado con cáncer. Trabajo de grado. Universidad cooperativa de Colombia. (Consultado agosto 31 2023). Disponible en: https://repository.ucc.edu.co/server/api/core/bitstreams/6aa6527b-39ff-4b48-82b2-2da16e8c95d5/content

78. Hernández A. Programa para el manejo del estrés, reducción de la carga percibida y uso de afrontamientos activos en cuidadores primarios informales de pacientes con sospecha de demencia de Alzheimer. Trabajo de grado 2015. (Consultado agosto 31 2023). Disponible en: https://riudg.udg.mx/bitstream/20.500.12104/91198/1/MCUCS10169.pdf

79. Navarrete A, Taipe A. Sobrecarga del cuidador primario de pacientes con discapacidad física 2023. Articulo. (Consultado agosto 31 2023). Disponible en: https://saludconciencia.com.ar/index.php/scc/article/view/14/11

80. Guamán P. Evaluación de la sobrecarga al cuidador de pacientes discapacitados a través de Zarit y Gijón, centro de salud n°1 Ibarra, 2018. (Consultado agosto 31 2023). Disponible en:http://repositorio.utn.edu.ec/bitstream/123456789/9342/2/06%20ENF%201042%20TRABAJO%20GRADO.pdf

81. Romero E, Bonilla M, Travezaño F. Nivel de sobrecarga del cuidador primario de pacientes oncológicos del hospital regional docente clínico quirúrgico "Daniel Alcides Carrión – Huancayo 2019. (Consultado agosto 31 2023). Disponible en: http://repositorio.unac.edu.pe/bitstream/handle/20.500.12952/5379/ROMERO%2c%20MIGUEL%2c%20FALCON%20FCS%202DA%20ESPE%202019.pdf?sequence=1&isAllowed=y

82. Tomala J. Sobrecarga del cuidador en familiares de personas adultos mayores con enfermedades crónicas no transmisibles. 2021. (Consultado agosto 31 2023). Disponible en: https://repositorio.upse.edu.ec/bitstream/46000/7130/1/UPSE-TEN-2022-0029.pdf

83. Zepeda A. Sobrecarga en cuidadores principales de adultos mayores con dependencia severa en atención primaria de salud. (Consultado agosto 31 2023). Disponible en: https://scielo.isciii.es/pdf/geroko/v30n1/1134-928X-geroko-30-01-00002.pdf

Tabla 1. Características sociodemográficas

Variables	Característica	Frecuencia	Porcentaje
Sexo	Femenino	92	77%
	Masculino	28	23%
Procedencia	Rural	37	31%
	Urbano	83	69%
Escolaridad	Primaria Incompleta	10	8%
	Primaria	13	11%
	Bachillerato Incompleto	20	17%
	Bachillerato Completo	38	32%
	Técnico o más	39	33%
Estado Civil	Casado	37	31%
	Separado	5	4%
	Soltero	44	37%
	Unión libre	32	27%
	Viudo	1	1%
	Otro	1	1%

Ocupación	Empleado	27	23%
	Estudiante	9	8%
	Hogar	51	43%
	Trabajador Independiente	33	28%
Estrato	Nivel 1	96	80%
	Nivel 2	23	19%
	Nivel 3 o más	1	1%
Relación con la persona cuidada	Abuela	10	8%
	Amigo	8	7%
	Esposa/o	18	15%
	Hijo	70	58%
	Madre/padre	14	12%
Número de horas dedicadas a cuidar el paciente	1 - 6 horas	16	13%
	6 - 12 horas	63	53%
	12 - 18 horas	31	26%
	18 - 24 horas	10	8%

Fuente: Encuesta realizada al cuidador informal de paciente crónicos en un prestador primario de salud.

Tabla 2. Nivel global de sobrecarga

Sobrecarga	Frecuencia	Porcentaje
Ausencia de Sobrecarga	79	66%
Sobrecarga ligera	23	19%
Sobrecarga intensa	18	15%

Fuente: Encuesta realizada al cuidador informal de paciente crónicos en un prestador primario de salud.

Tabla 3. Relación Sexo * Sobrecarga

		Sobrecarga			Total
		Ausencia de sobrecarga	Sobrecarga ligera	Sobrecarga intensa	
Sexo	Masculino	20	5	3	28
	Femenino	59	18	15	92
Total		79	23	18	120

Fuente: Encuesta realizada al cuidador informal de paciente crónicos en un prestador primario de salud.

Tabla 4. Relación Procedencia * Sobrecarga

		Sobrecarga			Total
		Ausencia de sobrecarga	Sobrecarga ligera	Sobrecarga intensa	
Procedencia	Rural	21	9	7	37
	Urbano	58	14	11	83
Total		79	23	18	120

Fuente: Encuesta realizada al cuidador informal de paciente crónicos en un prestador primario de salud.

Tabla 5. Relación Escolaridad * Sobrecarga

		Sobrecarga			Total
		Ausencia	Ligera	Intensa	
Escolaridad	Primaria	10	2	1	13
	Primaria incompleta	3	4	3	10
	Bachillerato completo	26	7	5	38
	Bachillerato incompleto	12	3	5	20
	Técnico o más	28	7	4	39
Total		79	23	18	120

Fuente: Encuesta realizada al cuidador informal de paciente crónicos en un prestador primario de salud.

Tabla 6. Relación Estado Civil * Sobrecarga

		Sobrecarga			Total
		Ausencia	Ligera	Intensa	
Estado Civil	Soltero	30	7	7	44
	Casado	22	9	6	37
	Separado	4	1	0	5
	Viudo	0	1	0	1
	Unión libre	22	5	5	32
	Otro	1	0	0	1
Total		79	23	18	120

Fuente: Encuesta realizada al cuidador informal de paciente crónicos en un prestador primario de salud.

Tabla 7. Relación Ocupación * Sobrecarga

		Sobrecarga			Total
		Ausencia	Ligera	Intensa	
Ocupación	Hogar	28	12	11	51
	Empleado	21	3	3	27

	Trabajador independiente	23	6	4	33
	Estudiante	7	2	0	9
Total		79	23	18	120

Fuente: Encuesta realizada al cuidador informal de paciente crónicos en un prestador primario de salud.

Tabla 8. Relación Estrato * Sobrecarga

		Sobrecarga			Total
		Ausencia	Ligera	Intensa	
Estrato	Nivel 1	63	18	15	96
	Nivel 2	16	4	3	23
	Nivel 3 o más	0	1	0	1
Total		79	23	18	120

Fuente: Encuesta realizada al cuidador informal de paciente crónicos en un prestador primario de salud.

Tabla 9. Relación con la persona cuidada * Sobrecarga

		Sobrecarga			Total
		Ausencia	Ligera	Intensa	
Relación con la persona cuidada	Esposo/a	11	4	3	18
	Abuela	7	3	0	10
	Madre/padre	9	3	2	14
	Hijo	45	13	12	70
	Amigo	7	0	1	8
Total		79	23	18	120

Fuente: Encuesta realizada al cuidador informal de paciente crónicos en un prestador primario de salud.

Tabla 10. Relación Número de horas dedicadas al cuidado * Sobrecarga

		Sobrecarga			Total
		Ausencia	Ligera	Intensa	
	1 - 6 horas	15	1	0	16

Número de horas dedicadas al cuidado	6-12 horas	41	11	11	63
	12-18 horas	14	10	7	31
	18 -24 horas	9	1	0	10
Total		79	23	18	120

Fuente: Encuesta realizada al cuidador informal de paciente crónicos en un prestador primario de salud

15. ANEXOS

ANEXO 1. ENCUESTA SOCIODEMOGRAFICA.

Encuesta sociodemográfica condiciones del cuidado del cuidador principal.

Sexo	**Respuesta**
Masculino	
Femenino	
Procedencia	**Respuesta**
Rural	
Urbana	
Escolaridad	**Respuesta**
Primaria	
Primaria Incompleta	
Bachillerato completo	
Bachillerato Incompleto	
Técnico/Tecnólogo	
Universitario	
Posgrado otro	
ESTADO CIVIL	**Respuesta**
Soltero	
Casado	
Separado	
Viudo	
unión libre	
Ocupación	**Respuesta**
Hogar	
Empleado	
Trabajador independiente	
Estudiante	
Estrato	
Nivel 1	
Nivel 2	
Nivel 3 o mas	
Relación con la persona cuidada	**Respuesta**
Esposa/o	
Abuela	
Madre/padre	
Hijo	

Amigo	
Número de horas dedicadas al cuidado	**Respuesta**
1 - 6 horas	
6 - 12 horas	
12 - 18 horas	
18 - 24 horas	

ANEXO 2. TEST SOBRE LA CARGA DEL CUIDADOR (ZARIT Y ZARIT)

Escala de sobrecarga del cuidador de Zarit (Caregiver Burde Interview)

Este instrumento valora la sobrecarga percibida por el cuidador mediante 22 ítems, que evalúan la relación cuidador-paciente, el estado de salud, el bienestar psicológico, las finanzas y la vida social. Tiene un grado de validez y confiabilidad 0.81 a 0.91 de intervalo con 65% de confianza, la consistencia presento un alfa de 0.87. la evaluación de cada ítem se efectúa mediante una escala de lickert que va de 0 a 4, según la presencia o la intensidad de una respuesta afirmativa, donde (0) nunca, (1) casi nunca, (2) a veces, (3) bastantes veces y (4) casi siempre. La excepción es la últimla dimensión, en la cual el entrevistado se pregunta si se siente abrumado como un cuidador y las respuestas son: (0) no, (1) poco, (2) moderado, (3) mucho y (4) extremadamente.

Para realizar la interpretación de los resultados, las respuestas tipo lickert van de 0 a 4, donde se suman los resultados en un puntaje total de rango de 0 a 88 puntos, este resultado clasifica al cuidador en: "ausencia de sobrecarga" (=46), "sobrecarga ligera" (47-55) y "sobrecarga intensa" (=56).

Cada ítem se valora así: Puntuación de cada ítem (sumar todos para el resultado)

Frecuencia	**Puntuación**
Nunca	0
Casi nunca	1
A veces	2
Bastantes veces	3
Casi siempre	4

Ítem	Pregunta a realizar	Puntuación
1	¿Siente que su familiar solicita más ayuda de la que realmente necesita?	
2	¿Siente que debido al tiempo que dedica a su familiar ya no dispone de tiempo suficiente para usted?	
3	¿Se siente tenso cuando tiene que cuidar a su familiar y atender otras responsabilidades?	
4	¿Se siente avergonzado por la conducta de su familiar?	
5	¿Se siente enfadado cuando está cerca de su familiar?	
6	¿Cree que la situación actual afecta de manera negativa a su relación con amigos y otros miembros de su familia?	
7	¿Siente temor por el futuro que le espera a su familiar?	
8	¿Siente que su familiar depende de usted?	
9	¿Se siente agobiado cuando tiene que estar junto a su familiar?	
10	¿Siente que su salud se ha resentido por cuidar a su familiar?	
11	¿Siente que no tiene la vida privada que desearía debido a su familiar?	
12	¿Cree que su vida social se ha visto afectada por tener que cuidar de su familiar?	
13	¿Se siente incómodo para invitar amigos a su casa, a causa de su familiar?	
14	¿Cree que su familiar espera que usted le cuide, como si fuera la única persona con la que puede contar?	

15	¿Cree que no dispone de dinero suficiente para cuidar a su familiar además de sus otros gastos?	
16	¿Siente que será incapaz de cuidar a su familiar por mucho más tiempo?	
17	¿Siente que ha perdido el control sobre su vida desde que la enfermedad de su familiar se manifestó?	
18	¿Desearía poder encargar el cuidado de su familiar a otras personas?	
19	¿Se siente inseguro acerca de lo que debe hacer con su familiar?	
20	¿Siente que debería hacer más de lo que hace por su familiar?	
21	¿Cree que podría cuidar de su familiar mejor de lo que lo hace?	
22	En general: ¿se siente muy sobrecargado por tener que cuidar de su familiar?	

ANEXO 3. CONSENTIMIENTO INFORMADO

CONSENTIMIENTO INFORMADO

Yo,

____

____

Identificado con documento de identificación

Nº____________________________________De ____________________,

acepto participar **VOLUNTARIAMENTE**, en la investigación denominada **"SOBRECARGA DEL CUIDADOR INFORMAL EN PACIENTE CON ENFERMEDADES CRÓNICAS, EN UN PRESTADOR PRIMARIO DE SALUD. MONTERÍA - CÓRDOBA, 2023".**

Que se realizarse durante el primer semestre del presente año.

Los nombres de las personas y toda su información proporcionada será tratada de manera privada y con estricta confidencialidad, estos se consolidan en una base de datos como parte del trabajo investigativo y respetando la normatividad vigente de la ley HABEAS DATA. Sólo será divulgada información global de la investigación en un informe en el cual se omitirán los nombres propios de las personas de las cuales se obtenga información. En caso de que existan gastos durante el desarrollo de la investigación serán costeados por el presupuesto de la inversión.

Para constancia firmo de mi puño y letra, a los _______ días del mes de ______________de 2023

FIRMA ____

ANEXO 4. PRESUPUESTO

INSUMOS	CANTIDAD	VALOR	TOTAL
CARTUCHOS PARA IMPRESORA	2	29.000 34.000	63.000
VIATICOS TRANSPORTE PARA ACCESORIA IDA Y REGRESO	3	150.000 120.000 60.000	330.000
BOLIGRAFOS	3	1.500	4.500
RESMAS DE PAPEL TAMAÑO CARTA	2	20.000	40.000
INTERNET	3	60.000 60.000 60.000	180.000
ESTADISTICO	1	300.000	300.000
TOTAL			**917.500**

ANEXO 5. CRONOGRAMA.

Cronograma de actividades.

CRONOGRAMA ACTIVIDADES											
Actividad	Meses (febrero - diciembre 2023)										
	Feb	Mar	Abr	May	Jun	Jul	Agos	Sep.	Oct	Nov	Dic
Revisión bibliográfica											
Elaboración de proyecto											
Envió de oficio para realizar proyecto de investigación por prestador primario de salud											
Envió de resumen de propuesta de investigación a prestador primario de salud											
Revisión de proyecto por prestador primario de salud											

Envió de aspectos éticos y sugerencias solicitadas por prestador primario de salud											
Recolección de información en prestador primario de salud (Aplicación de Instrumentos)											
Procesamiento de la información (Base de datos y tabulación)											
Análisis de información											
Vacaciones de la universidad											
Reingreso de la universidad											
Elaboración de informe final y envió a comité											
Corrección de tesis											
Aprobación de informe final por el comité de investigación											

Sustentación de tesis (Al prestador primario de salud - Universidad del Sinú)											

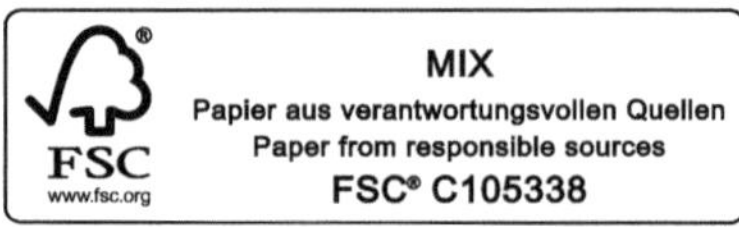

Printed by Books on Demand GmbH, Norderstedt / Germany